MANFRED SPAHN

SWiTCH
DURCH FASTEN

*Lieber Ralf ... Gast,
ich wünsche ...
viel Spaß ... zwischen!
Dein
Manfred Spahn*

fidolino

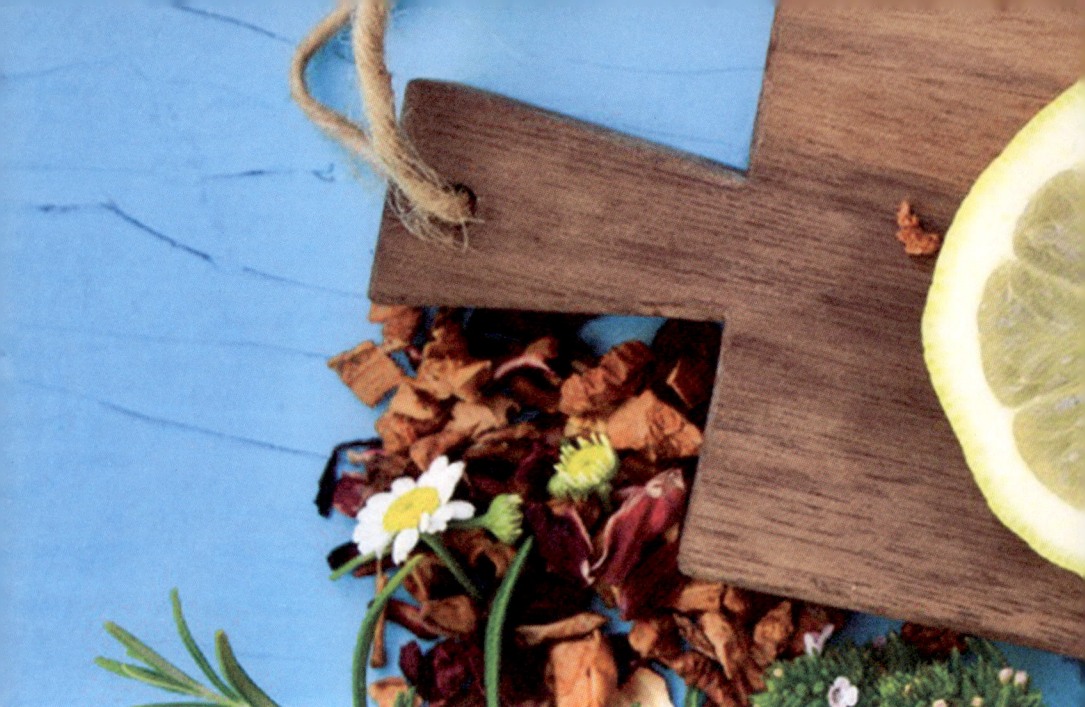

INHALT

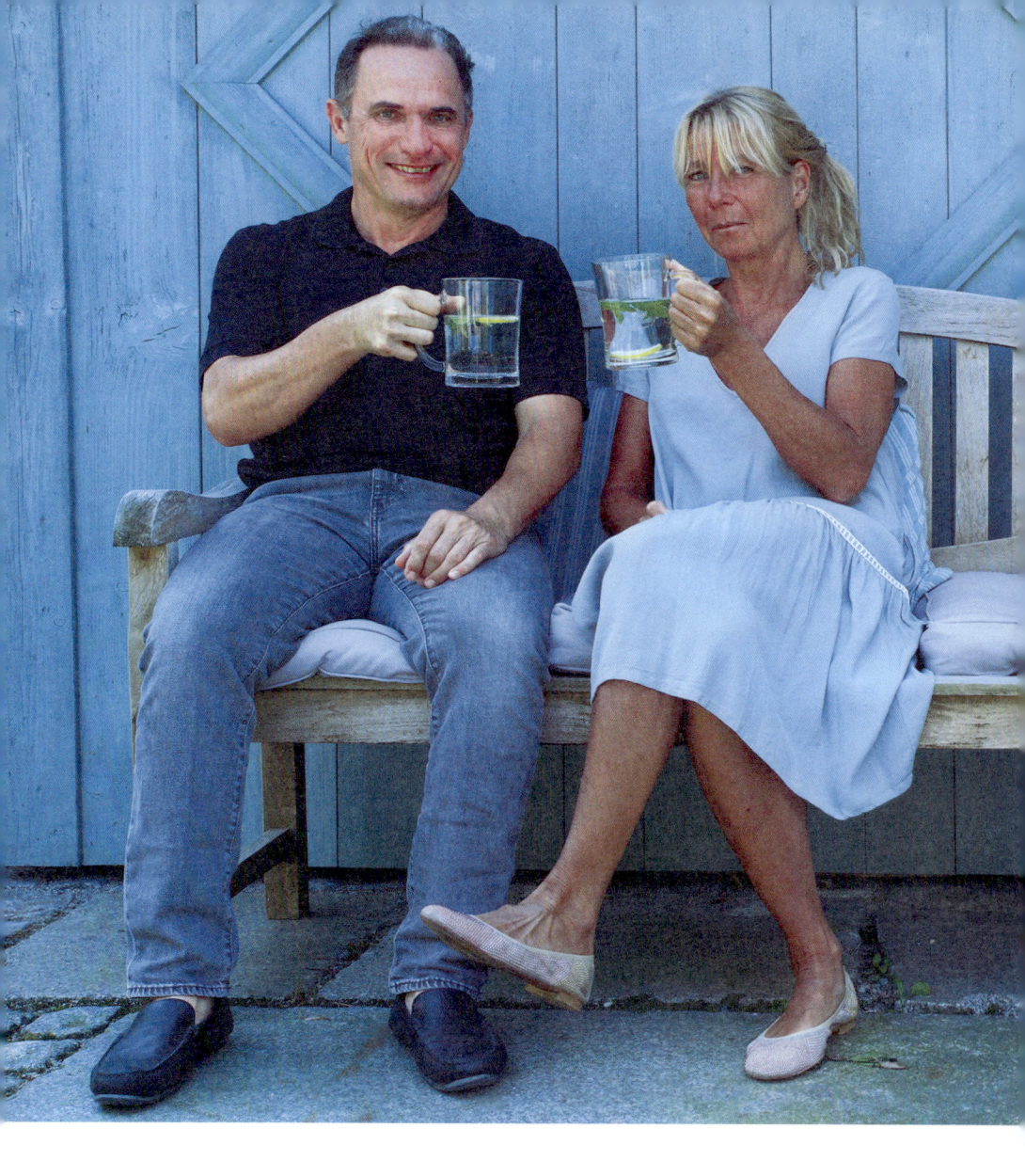

VORWORT

Eines schönen Tages klingelt das Telefon: „Manfred Spahn... Gnädige Frau... die Krautsuppn... Gesundheit... Fasten... Ihr Schreibstil... Croupier... Dick... Seminare... Gesundheitstrainer... Bitteschön, helfen Sie mir, ein Buch zu schreiben." Passiert öfters. Da sage ich in 99 Prozent der Fälle „nein!" „Ja" würde ich vielleicht sagen, wenn Prof. Hubert Burda anriefe oder Elyas M'Barek. Aber doch nicht zu einem Österreicher, der „Gnä Frau" zu mir sagt und meine Kohlsuppe in den Himmel lobt.

Warum tue ich das nur? Warum lasse ich mich da mit einem Anruf überrumpeln? Erstens: Schon in Kinderschuhen hegte ich eine große Liebe für die Österreicher. Zweitens: Fasten ist ein wundervolles Thema. Damit kann man heilen, Körper und Seele, und wirklich, wirklich zur Gesundheit eines jeden beitragen. Vor allem mit Intervallfasten oder, wie wir es nennen, Kurzzeitfasten. Drittens: Der Manfred, der hat halt den typischen wienerischen Charme. (Dass er Burgenländer ist, habe ich sehr, sehr spät erfahren). Und viertens: Der Manfred, der ist authentisch. Das, finde ich, ist das Allerwichtigste, wenn man ein Buch schreiben möchte, das ein wie auch immer geartetes, an den Menschen gebrachtes „Gut zu Wissen" enthält. Man muss das, was man seinen Lesern empfiehlt, selbst gelebt haben.

Manfred hat selbst sowas von geswitcht. Vom Kettenraucher zum Sauerstoffatmer, vom Wienerschnitzelgabler zum Kohlsuppenlöffler, vom Moppel-Ich zum Muskel-Ich, vom Ingenieur zum Croupier, vom Lebemann zum Fastentrainer. Er hat durch Fasten den Switch seines Lebens gemacht. Und er ist wirklich, wirklich gut darin, das an andere weiterzugeben.

Darum ist mir als Titel für dieses Buch „Switch" eingefallen.

Switch passt einfach wundervoll zu Manfred – und zu Manfreds Programm. Der steht für schnell und einfach. Meine Bücher fordern ja schon ein bisschen mehr Zeit, sie zu lesen, sie umzusetzen. Manfreds Fasten-Programm hat die Kraft, in kurzer Zeit einen Schalter umzulegen. So dass man „anders will". Und zwar im Kopf. Für den Körper. Für die Seele. Switch ist sozusagen die Abkürzung auf dem Weg in ein neues, gesundes, schlankes Leben. Komm einfach mit. Zeit wird's, oder?

Ich wünsch Euch ganz herzlich viel Spaß bei Eurem Switch

Marion Grillparzer

VISIONEN

Weil Marion mir das Vorwort weggeschrieben hat, steht hier meine Vision. Ich möchte, dass jeder Leser dieses Buches seine eigene Vision hat. Denn die trägt einen durchs Leben. Lässt einen alles erreichen. Ist die Grundlage für einen Switch – hin zu einem gesünderen, lebensbejahenden Menschen. Ich bin gerade mal 18 Jahre alt, ein Jahr vor der Matura (dem Abitur), als die Eltern meines besten Freundes Harald mich fragen, wie ich mir meine Zukunft vorstelle. Ich sage im Brustton der Überzeugung: „Ich verdiene mit 30 mit Sicherheit 30 000 Schilling netto." Sie lächeln. Ich hab' damals den Gehaltsscheck gesehen, den Ferrari, den Boss-Anzug. Natürlich habe ich das geschafft! Erst als Ingenieur in der Fahrzeugelektronik – weil ich bereit war, nach Deutschland zu gehen. Dann – noch viel reicher – als Croupier im Casino. Wer seine Ziele visualisiert, glaubt dran – und kann nur gewinnen. Freilich ist man bereit, dafür hart zu arbeiten und Opfer zu bringen. Wichtig ist vor allem, dass es weniger um Geld geht. Sondern um Glück. Frühling 1999. Während einer Nachtschicht im Casino schildere ich meine gerade neu aufkeimenden Visionen einer Kollegin: „Michi, ich will 25 Kilo abnehmen – und mit dem Rauchen aufhören. Ich fühl mich unwohl in meinem Körper. Ich mag so nicht mehr. Es gibt sicherlich einen Weg für mich, ein gesundes, glückliches Leben zu führen. Nur liegt der nicht mal in der Nähe dieses Poker-Tisches."
Dass ich später das große Los ziehe und zum österreichischen Gesundheits-Guru Willi Dungl komme, buche ich als Sechser im Glücks-Lotto. Nur: Wer glücklich werden will, zufrieden sein möchte mit dem, was er erreicht hat und noch erreichen wird, der muss sich schon auch von Ballast trennen. Von falschen Vorstellungen wie: Wenn ich reich bin, bin ich glücklich. Von falschen Berufen: Ingenieur sein hat mich nur reich, aber nicht glücklich gemacht. Im Casino zu arbeiten, hat mich noch reicher und unglücklich und krank gemacht. Man muss sich aber auch trennen können von vermeintlichen Freunden, die mit meiner Lebensumstellung nicht umgehen können. Die mich auf ihrem Level versuchen festzuhalten. Die mich einschränken oder gar runterziehen. Das Gleiche gilt für Verwandte.

Mentalstark oder katastrophenblind

Was habe ich gelernt aus meiner Lebensumstellung hin zu einem gesunden, glücklichen Menschen? Was kann ich weitergeben? Zugegeben: Ich habe schon 'nen ziemlichen Dickkopf. Auf Neudeutsch heißt das: mentale Stärke. Habe ich ein Ziel, dann lasse ich mich auf dem Weg dorthin auch von nichts und niemandem aufhalten. Freilich steigen auch in mir immer mal wieder die Ich-kann-nix-ich-bin-nix-Ängste aus der Kindheit hoch. Genauso wie bei Fritz, Maria, Xaver, Elvis... Aber bei mir nur kurz. Dann siegt die mentale Kraft. Denn die kann man schulen. Auch das möchte ich mit diesem Buch vermitteln.

Jede Chance, die sich mir geboten hat, habe ich genutzt – weil ich sie gesehen habe. Sehen ist wichtig. Tut nicht jeder. Wir sind katastrophenblind. Der Mensch ist ja mitunter sehr unglücklich, jammert und klagt mehr, als dass er sich freut. Das liegt an unserem Katastrophengehirn, das 95 Prozent der Zeit an Negatives denkt. An schlechte Erfahrung oder Angsteinflößendes in der Zukunft. Dadurch trübt sich die Sicht auf die glücklichen Momente. Und raubt so die Energie, die man braucht, um mal etwas Neues zu riskieren. Man muss immer offen sein für Neues. Denn nur etwas „Neues" hat die Kraft, uns zu begeistern. Und Begeisterung ist die Voraussetzung für Veränderung.

In meinem Fall war es etwas sehr, sehr Einfaches. Etwas, das jeder machen kann: ein Heilfastenkurs, den ich ganz spontan aus einer Eingebung heraus gebucht habe. Und das war gut so. Man kann sich nämlich keine Vorstellung machen, wenn man etwas Neues nicht ausprobiert. Und das gilt für alles Neue, das die Kraft hat, uns aus gewohnten, langweiligen Bahnen zu holen. Einen Schalter umzulegen, der plötzlich den Switch möglich macht. Angst? Nicht nötig. Das meiste kann man als kontrolliertes Abenteuer sehen, man kann ruhig mal ins kalte Wasser springen – es kann einem ja nichts passieren.

MEINE WICHTIGSTEN LEITSÄTZE FÜR EINEN SWITCH

+ Im Leben bin ich IMMER selbst für alles verantwortlich. Ich alleine muss Entscheidungen treffen. Ohne Eigenverantwortung zu übernehmen, habe ich keine Chance, etwas zu verändern.
+ Veränderung heißt immer, man muss die Komfortzone verlassen. Das kann anfänglich sehr anstrengend und herausfordernd sein. Aber wenn man dann die süßen, bunten, neuen Früchte ernten darf, ist man glücklich, stolz und sehr zufrieden.
+ Was die großen, für andere vielleicht utopischen, Lebensveränderungen betrifft, sollte man sich nicht auf den Rat anderer verlassen. Sondern im Wesentlichen auf sich selbst vertrauen.

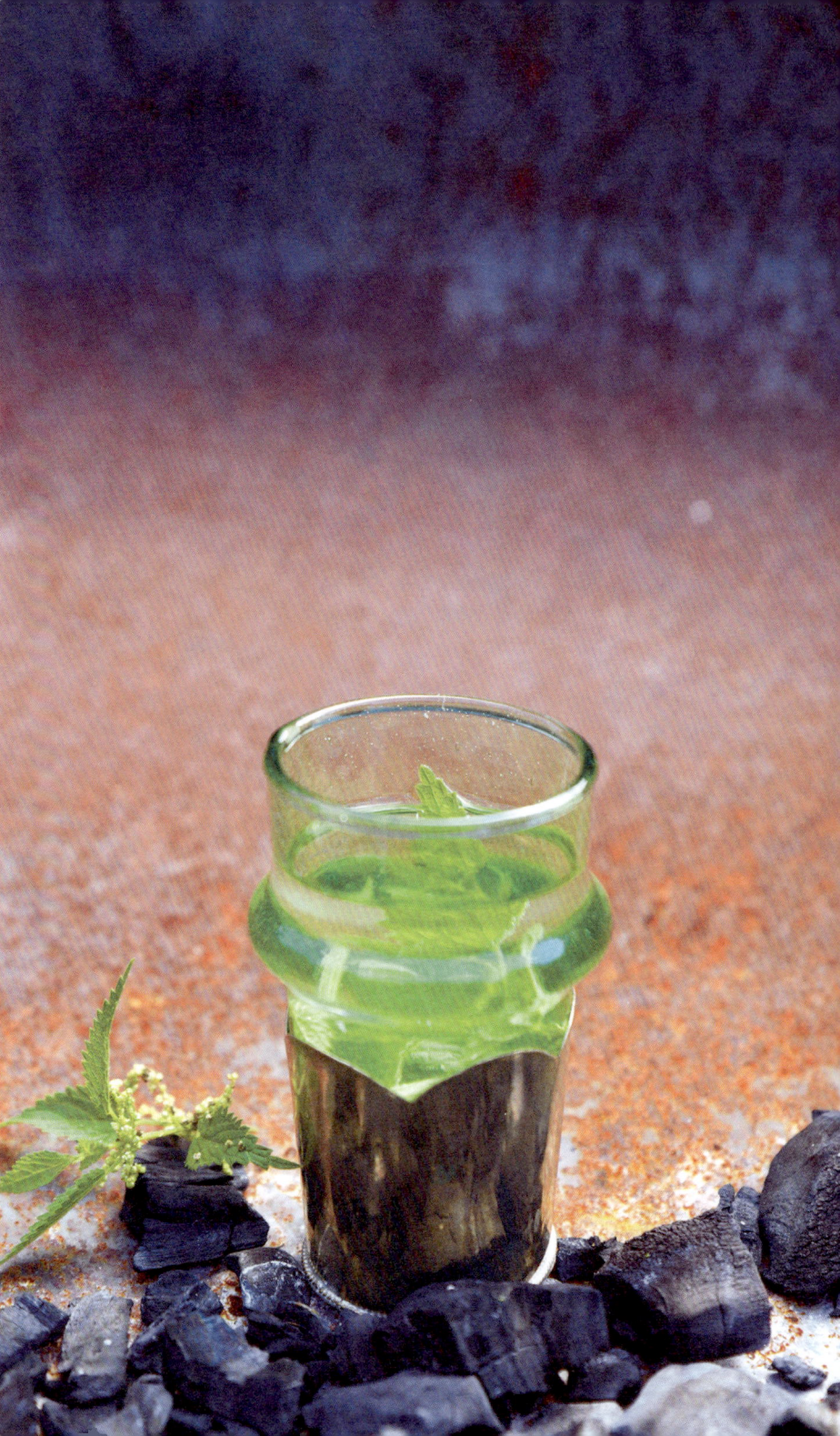

TUN
BRAUCHT
WISSEN

OHNE BASISWISSEN
KEIN SWITCH

WIE FASTEN HEILT
ZIELE & VISIONEN
HELFERLEIN...
UND DANACH?

WIE FASTEN HEILT

„Fasten kann tödlich sein!" stand 2007 riesengroß auf dem Titel eines Wirtschaftsmagazins, kurz vor einem Fastenkurs in Marienkron, einem Kurhaus im Burgenland. Es steht nicht gerade auf meiner Wunschliste ans Universum, genau dann einen Fasten-Kurs zu halten mit 16 Teilnehmern – und jeder hat genau dieses Heft in der Hand. Gut. Ich hab's überlebt. Und die 16 Leute haben ihr Leben verlängert. Ganz einfach, weil sie trotz negativer Schlagzeilen mitgefastet haben – und ihre Zellen den Müll selbst verdauen, während sie fasten. Tödlich? Mitnichten.

Dazu ein bisschen Hintergrund: 2016 erhielt der Japaner Yoshinori Ohsumi den Medizin-Nobelpreis für seine Forschung um die Autophagie. Die Selbstverdauung unserer Zellen. Der Zellbiologe schenkt uns damit die Antwort auf die simple Forscherfrage: Wie gehen Zellen mit einer akuten Hungersituation um, wenn nicht genügend Eiweißbausteine zur Verfügung stehen, um lebenswichtige Moleküle zu produzieren? Futtern sie uns die Muskeln weg, ernähren sie sich von unserem Immunsystem? Nein, sie verwenden den Zellmüll. Autophagie heißt: Zell-Kannibalismus anregen. Weg mit altem, ausgedientem, renitentem, meuterndem Zellmaterial. Ja, das ist gesund! Ab 40 schwächelt die Immunmüllabfuhr. Alte ausgediente, sogenannte seneszente Zellen sterben nicht ab, sondern machen Probleme. Sie meutern. Die »Rentnerzellen« senden Signale an die umliegenden Zellen: »Kommt, stellt auch Eure Arbeit ein!« Das Immunsystem wird schwächer, Bindegewebe erschlafft, Muskeln schwinden, Knochen werden brüchig. Und je mehr seneszente Zellen da sind, desto größer das Unheil: chronische Entzündungen, Arteriosklerose, Demenz, Arthritis, Infarkt, Krebs. Die ideale Lösung: Man bringt die Zelle dazu, den internen Müll einfach selbst wegzuschaffen, sich ständig selbst zu heilen, sich zu verjüngen. Genau das nennt man Autophagie. Das kann man wunderbar selbst beeinflussen. Fastend. Das schiebt das Rentner-Dasein der Zellen weit, weit hinaus. Das ist toll. Das ist heilend. Das ist lebensverlängernd. Und die allerbeste Nachricht: Es müssen nicht Wochen sein. Stunden reichen. 16 Stunden. Wer 8 Stunden isst und 16 Stunden fastet, der hat schon gewonnen.

Genießen & Fasten – Leben in Balance

Heute ist, wer nicht fastet, out. Es gehört zum Leben in Balance. Wer gerne isst, wer das Leben genießt, der sollte ab und zu auch fasten. Damit er das ganz, ganz lange tun kann. Heute wissen wir: Fasten verlängert das Leben. Vom TV-Moderator über den Fernseh-Doc zum Blogger berichten alle über

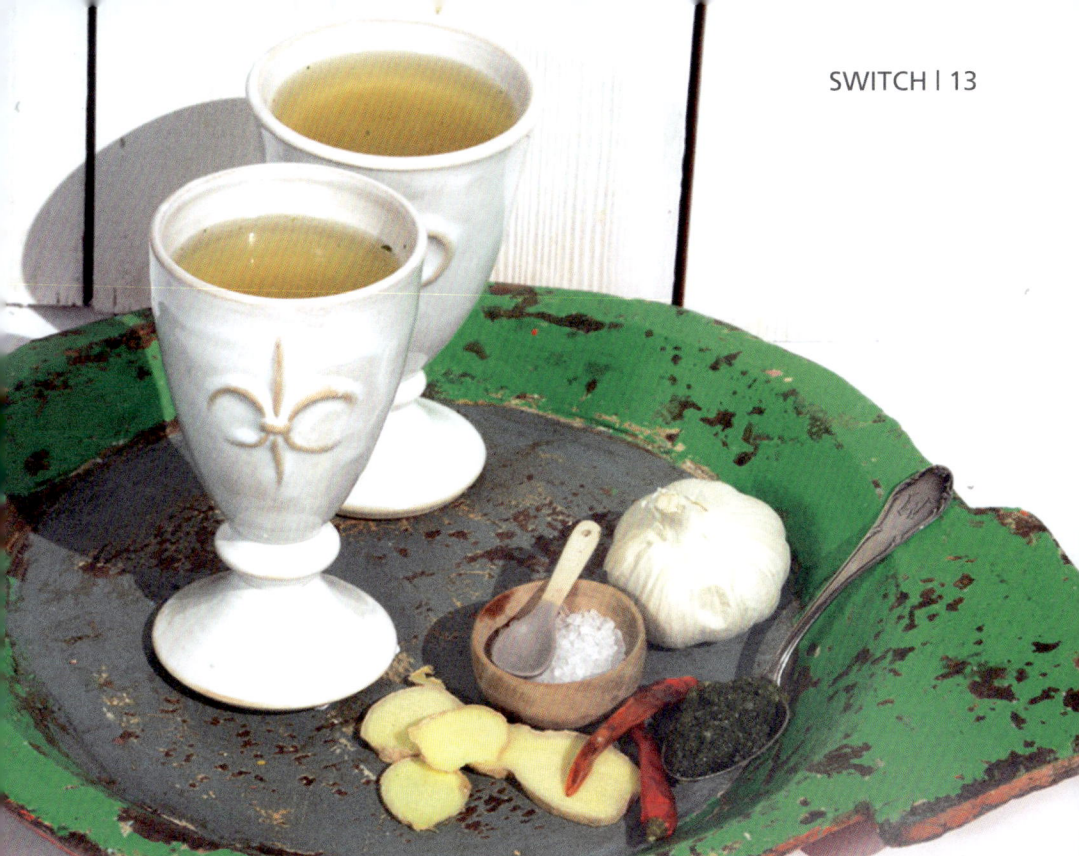

ihre persönlichen Erfolge. Vom 10-Kilo-weg-Experiment zu Hause über das Seelenheilen in wenigen Klostertagen bis hin zum Rheumastopp-Erfolg durch drei Wochen in der Fastenklinik. Getoppt wird das Ganze durch die Erfahrung der Fruchtfliege, ab und zu ein bisschen Fasten, und schon hat man ein um 40 Prozent verlängertes Leben. Wir wissen also, dass Fasten die Lebenserwartung der Fruchtfliegen und Fadenwürmer erhöht. Das gilt auch für Ratten, Mäuse, Hunde, Rhesusaffen – und den Menschen.

Begrifflichkeiten: Heilfasten oder Switch

Heilfasten bedeutet die Wartung des ganzen Körpers, der Seele, für jede einzelne Zelle. Der Fasten-Papst Dr. Lützner hat einmal gesagt: Heilfasten ist wie eine Operation ohne Messer. Jede einzelne Zelle, egal ob Muskelzelle, Gehirnzelle, Nervenzelle oder Bindegewebszelle, wird positiv beeinflusst. Heilfasten tut man über Wochen hinweg in einer Klinik unter ärztlicher Aufsicht, zum Beispiel nach FX-Mayr oder Buchinger. Und heilt damit erfolgreich chronische Leiden wie Rheuma, Allergien, Migräne...

Dr. Buchinger war sehr schwer krank, Arzt, die Schulmedizin hat ihn praktisch aufgegeben. Mit Fasten hat er sich dann selbst geheilt. Auch ich biete 7-Tage-Buchingerfasten an, und zwar für Gesunde. Das ist für den Körper wie ein großer Service für das Auto. Das sollte man als Erstfaster nicht alleine zu Hause tun, sondern immer in Begleitung eines Fastenleiters. Als „Frühlings- oder Winterservice" biete ich auch Basenfasten mit Autophagie an, eine abgeschwächte Form des Heilfastens. Die man, wie mit diesem Buch, auch alleine zu Hause machen kann. Morgens gibt's unseren genialen Switch-Porridge mit Früchten, Nüssen, Samen, Zimt und Ingwer. Viel Tee, viel Wasser, gerne vitalisiert. Dann, gegen 14 Uhr, gibt es das Mittagessen. Nachmittags darf man gerne auch wandern, laufen, golfen, tanzen... Und abends gibt es dann nur noch eine reine Basenbrühe. Die schickt einen in die Autophagie. Mit null Kalorien und vielen Basenmineralien. Nein, Hunger hat man keinen, weil man spät zu Mittag isst.

Fasten heißt zuckerfrei

Ich bin ein totaler Fastenfan und gleichzeitig ein absoluter Genussmensch. Genuss und Verzicht im Einklang bedeuten: ein schönes Leben. Der Genießer liebt seinen Apfelstrudel, seinen Marillenknödel. Und damit der ihm nicht das Leben verkürzt, sollte er auch Zuckerfrei-Phasen ins Leben einbauen. Weil die nachweislich das Leben verlängern. Füttert nämlich der Altersforscher den Fadenwurm zusätzlich mit einer kleinen Menge Glukose, verkürzt sich die Lebenszeit der Tiere um 20 Prozent. Der Fadenwurm sieht zwar nicht so aus wie der Mensch, ist aber für die Altersforscher das wichtigste Modell. Der lebensverkürzende Effekt hängt auch mit unserem (dem Wurm ähnlichen) Insulinstoffwechsel zusammen. Insulin befördert den Zucker aus dem Blut in die Zellen, wo er in Energie umgesetzt wird. Dabei entstehen schädliche Stoffe, die den Organismus altern lassen. Weniger Zucker bedeutet weniger alt machende Karamellbonbons in den Adern (AGEs). Also, was bekommt Ihr hier mit diesem Buch? Die Anleitung zur Autophagie, genauer: zu den beiden Kurzzeit-Fasten-Elementen 2:5 und 16:8, und zwar eingepackt in eine Basenfasten-Woche. Die man ganz einfach ins Leben einbauen kann. Und für dieses Leben kriegt man noch ein paar gesunde Tipps mit. Zum Beispiel, wie man mit Sirtfoods die Autophagie auch in der Zeit anheizen kann, in der man nicht fastet. Damit man auch recht lange was von der Autophagie hat. Wir machen uns also ein bisschen Autophagie, werden (auch wenn wir zu Hause bleiben) jünger, schlanker, gesünder... Und weil Fasten, auch Kurzzeitfasten, die Basis dafür ist, den Kopf frei zu machen, liefere ich auch eine Fastenanleitung fürs Gehirn. Und das macht fröhlicher. Das Ganze nenne ich dann: Switch.

12 SWITCH-GEBOTE

Was gehört zu einem erfolgreichen Switch? So legt man den Schalter um, ist ein neuer Mensch.

1. TUE ES FREIWILLIG. Sonst fang gar nicht erst an. Heißt – tue nichts unter dem höchsteigenen Wunsch: Ich will einen Switch.

2. VIEL TRINKEN. Ca. 2,5 Liter pro Tag. Schon morgens mit zwei großen Gläsern starten. Tee, Ingwer- oder Zitronenwasser.

3. AKTIV ERWACHEN. Absolviere Dein Morgenprogramm für einen bewegten Switch in den Tag. Für den Kreislauf. Gegen Kopfweh.

4. TROCKENBÜRSTEN. In fünf Minuten weg mit der alten Haut. Rauf mit dem Kreislauf.

5. MENSCH, BEWEG DICH AN DER FRISCHEN LUFT. An jedem Fastentag 60 Minuten. Minimum. Sauerstoff regt die Entgiftung über die Lunge an.

6. ÖLZIEHEN. Mit der traditionellen Kur die Gifte über die Mundschleimhaut ausleiten.

7. ZEITUNGSFASTEN. Krisen und Politik einfach mal nicht in den Tag lassen. Schlicht mal keine Negativschlagzeilen verdauen.

8. DIGITALFASTEN. Ja genau: Handy aus! Wie lange schaffst Du das?

9. GÖNN DIR EINEN LEBERWICKEL. Der aktiviert Dein wichtigstes Entgiftungsorgan.

10. FASTENBRÜHE TRINKEN. Sprich: Basenmineralien aufnehmen.

11. GEHIRN AUCH MAL ABLENKEN. Mit Gehirnakrobatik. Hilft fürs Leben.

12. AUF DEN KÖRPER HÖREN. Schlafen, wenn man müde ist. Bewegen, wenn man Hummeln im Hintern hat.

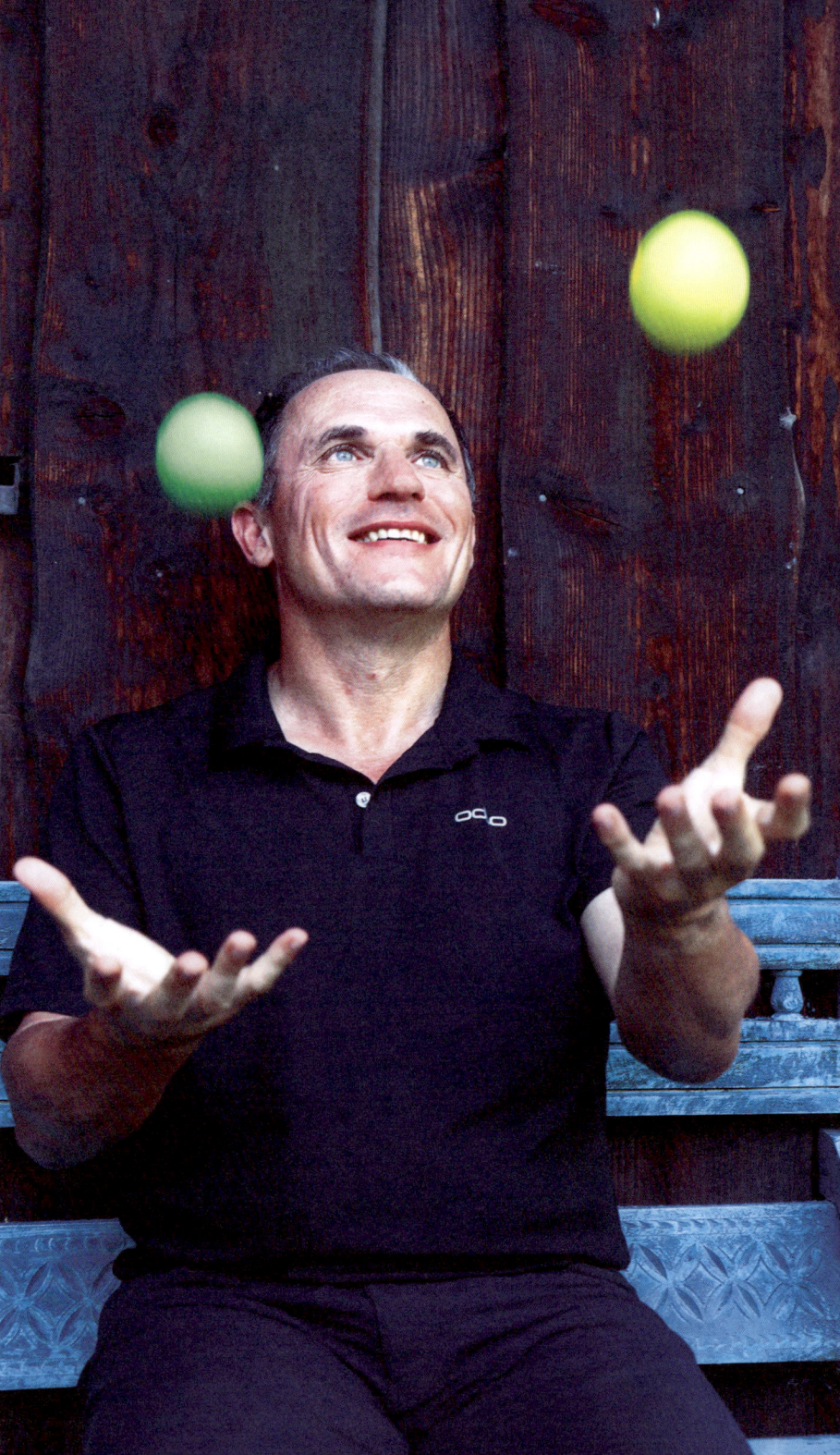

MEIN SWITCH

Ich bin im Burgenland aufgewachsen und wurde Ingenieur, weil mein Vater das so wünschte. Hat mir zwar nicht sehr viel Spaß gemacht, trotzdem habe ich die HTL-Mödling abgeschlossen. Mein Vater hatte dann gleich noch einen Job in einer Elektro-Firma für mich. Für den ich dankbar sein musste. Drei Stunden täglich pendelte ich im Zug vom Burgenland nach Wien und zurück, für einen Job, der mir alles andere als Spaß machte, unter einem Projektleiter, der dumm, dreist, ungerecht und bösartig war. Nach anderthalb Jahren Leidenszeit verabschiedet sich im Zug ein Mitpendler von mir. Ich frage: „Und wo gehst du hin?", und er sagt: „Ich habe gekündigt". Ich: „Du kannst doch nicht kündigen!" Und er: „Oh doch, ich möchte mich einfach verändern."

Kündigen war nicht in meinem Programm gespeichert. Ich wurde erzogen mit: Kündigen tut man nicht, man bleibt sein ganzes Leben bei einer Firma.

Vom Ingenieur zum Croupier...

Ein paar Tage später stehe ich vor der Assistentin des Geschäftsführers und sage: „Ich kündige." Meine Eltern sind gar nicht begeistert. Mein Vater hätte gerne den Rohrstock wieder aktiviert. Ich liebe meine Mutter. Aber ich muss weg. Ich habe mir sofort in Deutschland einen Job als Fahrzeugelektroniker gesucht. Das hat ein bisschen mehr Spaß gemacht, außerdem war der Verdienst sehr gut. Trotzdem war es einfach nicht meins.

Das Schicksal wollte, dass ich eines Tages mit einem burgenländischen Pärchen ins Casino in Wien ging. Ich sitze neben einer feinen älteren Dame. Das Flair hat mich gleich fasziniert – und verspielt war ich sowieso schon mein ganzes Leben. Auf jeden Fall frage ich die Dame, wie man denn eigentlich Croupier wird. Ihre Antwort: „Man braucht nur Matura und bewirbt sich dann. Der Kurs ist aber nicht leicht."

Nach ein paar Monaten arbeitete ich als Croupier, verdiente drei mal so viel wie als Ingenieur und fühlte mich wie im Paradies. Meiner Meinung nach kann diese Arbeit auch ein Orang-Utan lernen. Aber das Casino-Dasein ist spannend, und alle haben mich um dieses Leben beneidet. Das Image eines Croupiers lag damals übrigens gleich hinter dem eines Arztes oder Piloten.

... zum rauchenden 103-Kilo-Mann

Ich entdeckte meine lustigen burgenländischen Gene. Meine größte Sorge war: Wohin gehen wir aus? Aber es gab auch eine Kehrseite. Vom Gelegenheitsraucher habe ich auf 60 Zigaretten täglich aufgestockt und viel getrunken, viel gepokert oder Black Jack gespielt.

Dann bin ich im Casino zum Saalchef aufgestiegen. Zum Faultier abgestiegen. Als Croupier musste man sich zumindest noch ein wenig mehr bewegen. Als Saalchef geht man nur ein bisschen herum, kümmert sich um die High-Limit-Gäste, trinkt mit ihnen den einen oder anderen Cognac. Ich stellte sowohl Fußball als auch Tennis ein. Ich wuchs von 75 Kilo zu stattlichen 103 Kilo heran. Kostete das Casino alle sechs Monate ein neues, größeres Outfit.

Endlich Nichtraucher – und aktiv

Dann kam ein schicksalhafter Tag. Im April 1999 lief eine Sendung über die Nichtraucher-Organisation Alan Carr. In einer Nachtschicht saß ich mit meinen 103 Kilo im Casino-Sessel und erzählte Michi: Ich werde mit dem Rauchen aufhören. Ich werde wieder abnehmen. Ich werde wieder Sport treiben. Ich werde Sascha wieder im Tennis schlagen. Am 5. September 1999 war ich nach sieben Seminar-Stunden Nichtraucher. Was dort genau passiert ist, weiß ich bis jetzt nicht, aber es hat gewirkt. Ich kassierte eine schöne Wett-Summe von meinen Casino-Kollegen ab. Ich verließ das gemütliche Faultierdasein und begann gleich wieder damit, mich täglich sportlich zu betätigen. Eines Nachts quetschte ich eine Kollegin aus, die wegen ihrer Migräne oft zum Fasten ging. Meine Ärztin befand Heilfasten schließlich als gut für mich und riet mir zum Fastenzentrum Pernegg in Niederösterreich.

Mein erstes Blind-Date mit dem Fasten

Am nächsten Tag rief ich in Pernegg an (Google gab es ja noch nicht) und erkundigte mich nach dem nächsten Termin. Der sei im November 1999. Die Dame am Telefon merkte an, dass das aber ein 14-tägiger Fastenkurs sei. Mir war's egal, ich wusste sowieso nicht, wie lange so etwas dauert, und habe mich angemeldet. Sie sagte mir dann noch, dass es sich um einen Kurs mit Exerzitien handle. Ich: „Um Himmels Willen, was ist das denn?" Sie: „Mit religiösen Übungen." Ich: „Wird mir auch nicht schaden." Die Rezeptionistin: „Das hat noch niemandem geschadet!"

Per Post bekam ich ein paar Tage später die Packliste. Was ein Irrigator (Einlaufgerät) ist, habe ich bis dato nicht gewusst. In der Apotheke ist mir die Röte ins Gesicht geschossen. Brav wie ich bin, packte ich alles mit ein, was auf der Liste stand. Wandersachen musste ich mir jedenfalls neu kaufen. Genauso wie diesen merkwürdig aussehenden Irritator, äh -gator.

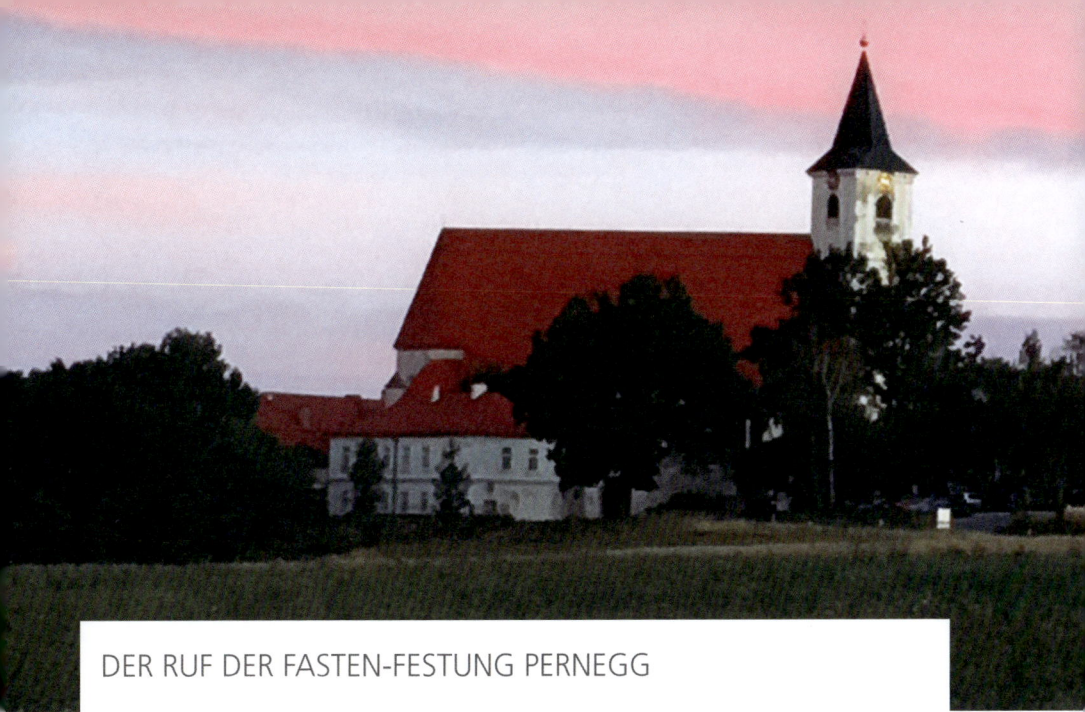

DER RUF DER FASTEN-FESTUNG PERNEGG

Wie ich, ausgebremst durch Nebel und Sturm, endlich in Pernegg
ankomme, beschleicht mich das leise Gefühl, bei der Addams Family
gelandet zu sein. Es war schon dunkel, die Bäume bogen sich im
Wind, alles feucht, düster, nebelig...
Ich stürmte mit all meinem Gepäck das Foyer wie Reinhold Messner, nur
ohne Eisen und Pickel, aber mit neuem Wanderrucksack, Wanderschuhen
und vielen Taschen. Ich bin da sehr ehrgeizig. Das darf dann schon auch
in Markenwanderklamotten sein. Dort sitzen sieben Damen einschließlich
der Fastenleiterin, die schon auf mich warten. Drei Ärztinnen, eine Blinden-
betreuerin... alle sehr sozial eingestellt. Und ich komme aus dem Casino,
wo man von lauter sehr traurigen Menschen umgeben ist, die viel Geld
verlieren oder Existenzen vernichten. Ich berichte, dass ich mit dem
Rauchen aufgehört habe – und erwähne das Casino nur so nebenbei.
Es folgte der Fastenvortrag mit der Erklärung zum Einlauf. Ich dachte: So,
Du fährst sofort wieder nach Hause. Nachdem im Casino aber wieder
Wetten abgeschlossen wurden, dass ich das eh nicht durchstehe, blieb ich
dort. Meine damalige, meine erste Fastenleiterin – eine der besten, die
ich je kennengelernt habe (und ich bin jetzt 20 Jahre dabei) war da sehr
dogmatisch, ließ einem eh keine Alternative. Ich bin heute in meinen
Kursen ein bisschen gnädiger. Wie so vieles in meinem Leben, habe ich
auch meinen ersten Einlauf überstanden.
Nach drei bis vier Tagen fühlte ich mich wie neugeboren. Ich lag im Bett
und fühlte, dass nach langer Zeit Körper und Geist wieder Eins waren.

Früher hat der Geist gemacht, was er wollte, und der Körper hat gelitten. Also habe ich zu meinem Körper gesagt: „Wenn Du mir jetzt noch einmal verzeihst, verspreche ich Dir, dass ich mein Leben verändern werde."
Nach 14 Tagen Fasten hatte ich 9 kg abgenommen. Ich war auch bei allem dabei, was angeboten wurde – aktives Erwachen, Gymnastik, Wandern... Wieder einmal war ich total ehrgeizig. Doch damit habe ich mich wohlgefühlt. Von Vorteil ist, wenn man einmal sehr sportlich war, kommt man wieder leicht dorthin zurück.
In der zweiten Woche kamen die Exerzitien mit Pater Sebastian dazu. Ich machte nicht nur die Bewegungseinheiten, sondern auch die geistigen Übungen alle mit. Die Exerzitien hatten aber nichts mit dem katholischen Glauben zu tun, sondern waren einfach Lebensübungen. Und Pater Sebastian ist einzigartig (lest das Interview in diesem Buch mit ihm), aber eigentlich kann man das mit Worten gar nicht beschreiben! Heute ist er ein sehr guter Freund von mir, der mich durch dick und dünn begleitet. Und dafür steht er ganz oben auf meiner Lebensdankbarkeitsliste.

Mein erster Marathon

Nach den beiden Fastenwochen habe ich sofort im Casino gekündigt. Und wieder das gleiche Szenario. Alle wollten es mir ausreden. Keine Chance. Motiviert von meiner Fastenleiterin stellte ich rigoros meine Ernährungsgewohnheiten um, bin wieder laufen gegangen. Ich lebte ein ganzes Jahr nur für mich. Habe 20 kg abgenommen und bin von 5 Minuten Laufen/ 5 Minuten Walken auf 2 Stunden Laufen gekommen und bewältigte nach anderthalb Jahren meinen ersten Marathon.
Im Mai, zu meinem Geburtstag, hatte ich dann eine Krise, weil ich eigentlich nicht wusste, wie es weitergehensollte. So bin ich wieder zum Fasten nach Pernegg zu Pater Sebastian, der mich aufgepäppelt hat. In diesem einen Jahr war ich dreimal Fasten. Es genügt die Fahrt zu einem Fastenkurs und schon habe ich keinen Hunger mehr. Das sitzt im Kopf. Im Oktober war ich dann nochmals Fasten. Während einer Shiatsu-Massage fragte mich mein Masseur, ob ich schon wisse, wie es in meinem Leben weitergeht. Ich habe ihm dann erzählt, dass ich schon einen Plan habe und Richtung Massage gehen will. Da hat er mir gesagt, dass es in Gars am Kamp bei Prof. Willi Dungl eine sehr gute Ausbildung gibt. Ich bin dann gleich zur Rezeption und habe im Dungl-Zentrum angerufen. Eine Stunde später bin ich in der Ordination von Herrn Dr. Zauner gesessen, dem ärztlichen Leiter vom Dungl-Zentrum. Doris (heute meine geliebte Frau) ist meine Zeugin, wie ich daher marschiert kam. Sie war die Seele vom Dungl-Haus.

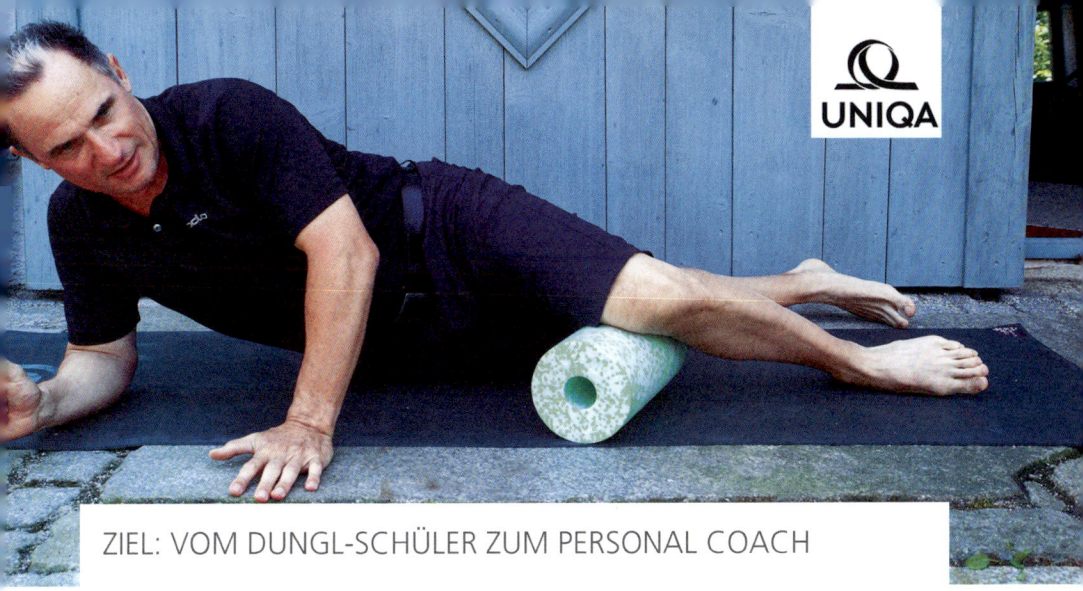

ZIEL: VOM DUNGL-SCHÜLER ZUM PERSONAL COACH

Die Ausbildung lief damals bereits drei Wochen. Ich schilderte Dr. Zauner kurz meine Lebensgeschichte, erwähnte, dass ich bereits weiß, dass es zwei Schulterblätter gibt und dass ich jetzt da bin. Er nickte. Und sagte, dass er mich bis Weihnachten beobachten wird, ob ich es schaffe, das Versäumte nachzuholen. Die Ausbildung war Vollprogramm. 2500 Stunden Massage, Ernährung, Qigong, Tai Chi, Anatomie, Pathologie und die Ausbildung zum Fit-Lehrwart. Jeden Tag acht Stunden Kurs, danach lernen und in den Ferien gratis als Praktikant arbeiten. Ich liebte den Umgang mit den Patienten. Und liebte meine Arbeit. Und wollte unbedingt weitermachen. Darum habe ich auch alles gegeben. Ich bin um 4 Uhr in der Früh aufgestanden und habe bis 8 Uhr gebüffelt. Dann nochmal abends, nach dem Kurs bis Mitternacht gelernt, gelernt, gelernt. Eigentlich rund um die Uhr. Und ich habe den Abschluss dann auch geschafft. Von den elf Teilnehmern der Ausbildung hat Prof. Dungl zwei angestellt – und da war ich dabei.
Ich begann im Dungl-Zentrum zu arbeiten, wusste aber immer, dass ich mich selbständig machen will und werde. Während andere über den schlechten Lohn jammerten, habe ich alles aufgesaugt, was es zu lernen gab. Irgendwann habe ich dann gemerkt, dass ich nichts Neues mehr dazulerne, kündigte und machte mich mit null Kunden in Wien selbständig. Und konnte in Pernegg bei Fastenkursen meine Massagen anbieten. In Linz machte ich noch die zwei Jahre dauernde Ausbildung zum Dipl. Fitness-Trainer. Wurde Personal-Trainer in einer Zeit, wo keiner wusste, was das ist. 2002, noch vor meiner Selbständigkeit, bedankte ich mich in einem Brief bei Vera Russwurm für ihren Beitrag über das Nichtraucher-Seminar von Allen Carr im ORF. Ohne diesen Schritt wäre ich wahrscheinlich auch nicht zum Heilfasten gekommen.
Nach ein paar Tagen rief mich die Redaktion von Vera Russwurm an, sie

würden gerne für die Reihe „Schicksalstage" einen Beitrag über mich drehen. Das Aufnahmeteam kam nach Pernegg, dort führte Vera Russwurm das Interview mit mir. Auch Pater Sebastian kam zu Wort. Und beim Dreh im Tennisclub erzählt der Kabarettist Andreas Vitásek seine Anekdoten. Der Regisseur hat mich gefragt, wann die Sendung über das Nichtraucher-Seminar denn gesendet wurde, da sie im Archiv nichts gefunden haben. Sie fanden zwar einen Beitrag über Allen Carr, aber nicht mit Vera Russwurm, sondern mit Barbara Stöckl. Also hatte ich mich geirrt und den Dankesbrief an die falsche Adresse geschickt. Das Team hat sich dann nicht getraut, es Vera Russwurm zu gestehen, da ja alles schon gedreht war. Andreas Vitásek hat gesagt: „Das ist wieder einmal so ein richtiger Burgenländer. Schreibt den Brief an die falsche Adresse und kommt so ins Fernsehen." Durch diesen Beitrag habe ich übrigens einen Fastenboom ausgelöst. Das Wichtigste in meinem Leben war und ist, dass ich immer alles durchziehe, was ich mir vornehme, und an mich glaube. Immer gab es ein Auf und Ab, Zeiten, in denen man an sich zweifelt, aber ich kämpfte.

Endlich UNIQA-VitalCoach

Mein nächster Schritt war der UNIQA-VitalCoach. In meiner Nordic-Walking-Ausbildung habe ich das erste Mal davon gehört mit dem Hinweis, „das wird man nur als Akademiker, da kommt man ohne Beziehungen nicht hinein". Zu viele Sportwissenschaftler und Trainer bewerben sich jährlich. Ich habe gesagt: „Das will ich und das werde ich!"
Die UNIQA Österreich Versicherungen AG war damals ihrer Zeit voraus und baute im Sinn der Prävention ein österreichweites Gesundheitsnetz auf. In jedem Bundesland wurden auf selbständiger Basis UNIQA VitalCoaches engagiert. Das fand ich sensationell. Da wollte ich mitmachen. Kunden mit einer Krankenzusatzversicherung können jährlich sechs Einheiten mit einem VitalCoach buchen. Die Bandbreite der Betreuung durch UNIQA VitalCoaches ist sehr groß, ob in Richtung Fitness, Ernährung, Entspannung, für jeden Bereich gibt es Spezialisten. Schlichtweg meins! Wie nur vorgehen? Im tiefsten Winter fuhr ich stundenlang für zwei Massagen nach Pernegg, um ein hohes Tier von der UNIQA zu massieren. Und ihm freilich auf meine burgenländische Art meine Wünsche leise ins Ohr zu flüstern... Er hat mir geraten, mich zu bewerben. Getan. Und ich wurde VitalCoach. Nach zwei Jahren hatte ich 80 Kunden zu betreuen. Eine meiner ersten und ältesten Kundinnen ist Frau Friederike Matschinger, die mit 80 Jahren an die UNIQA herangetreten ist und ausschließlich einen männlichen Trainer wollte. Jetzt ist sie 95 und nach wie vor in meiner Betreuung. Sie kommt in diesem Buch auch noch zu Wort! Aber erst: Marion.

MEIN TREFFEN MIT MARION

Im Oktober 2017 bin ich eines Morgens etwas unrund aufgewacht und dachte, irgendetwas Produktives sollte ich machen. Also rufe ich einfach mal meine Lieblingsautorin Marion Grillparzer an. Auf dieses Gespräch habe ich mich also nicht irgendwie vorbereitet, weil das ja eher ein spontaner Gedanke war.

Schon öfter haben mir Leute geraten, mit meiner Lebensgeschichte ein Buch zu schreiben. Ich hatte sogar ein paar Anläufe, es hat aber nie geklappt. Also google ich Marions Nummer, rufe an, nach zweimal Läuten hebt sie ab. Ich sage: „Hallo, mein Name ist Manfred Spahn, ich möchte gerne ein Buch schreiben, und der Clou ist, dass Sie der Ghostwriter sein sollen." Sie: „Das ist sehr lieb von Ihnen, aber ich bekomme täglich Anrufe von Leuten, die das Gleiche wollen." Ich: „Aber nicht von mir." Weil sie sehr, sehr höflich ist, sind wir doch noch in ein Gespräch gekommen, das war sehr, sehr wichtig für mich. Ich teilte ihr dann noch mit, dass ich sie sehr verehre und ihre Bücher die besten Sachbücher sind, die ich kenne, vor allem das Buch „Körperwissen" sei genial. Auf jeden Fall durfte ich Marion dann Unterlagen von mir schicken. Marion hat das dann geprüft, mich gegoogelt, Facebook angesehen und nach einer Woche kam die Antwort, dass sie das Thema Fasten interessiert, mich aber erst einmal persönlich kennenlernen will und dass ich nach München kommen soll. Also bin ich nach Bayern gefahren und habe Marion und ihren Mann Wolf zum Abendessen getroffen.

Wir waren in einem traditionellen Truderinger Restaurant, und ich habe in der Speisekarte natürlich nach etwas sehr Gesundem gesucht, wenn ich schon mit der berühmten Marion Grillparzer esse. Ich dachte an vegetarische Maultaschen, obwohl ich die gar nicht mag, die waren aber das einzig Gesunde auf der Karte. Was bestellt sich Marion? Ein Gansl! Da habe ich nicht schlecht gestaunt. Habe ich mir natürlich auch bestellt.

Der Abend war eigentlich ein Vorstellungsgespräch, aber das ist mir nicht aufgefallen. Auf jeden Fall habe ich bestanden und durfte am nächsten Tag zu ihr ins Haus kommen. Und sie hatte auch schon einen Titel für mein Buch! Das, was ihr gerade in der Hand haltet! Und ich verbrachte viel gute Zeit mit ihr. Wirklich, wirklich. Mit einer Ausnahme: Ein Tag, der trieb mir die Schweißperlen auf die Stirn, ich coachte sie im Fasten. Lest über das fastende GaTaMo auf Seite 36.

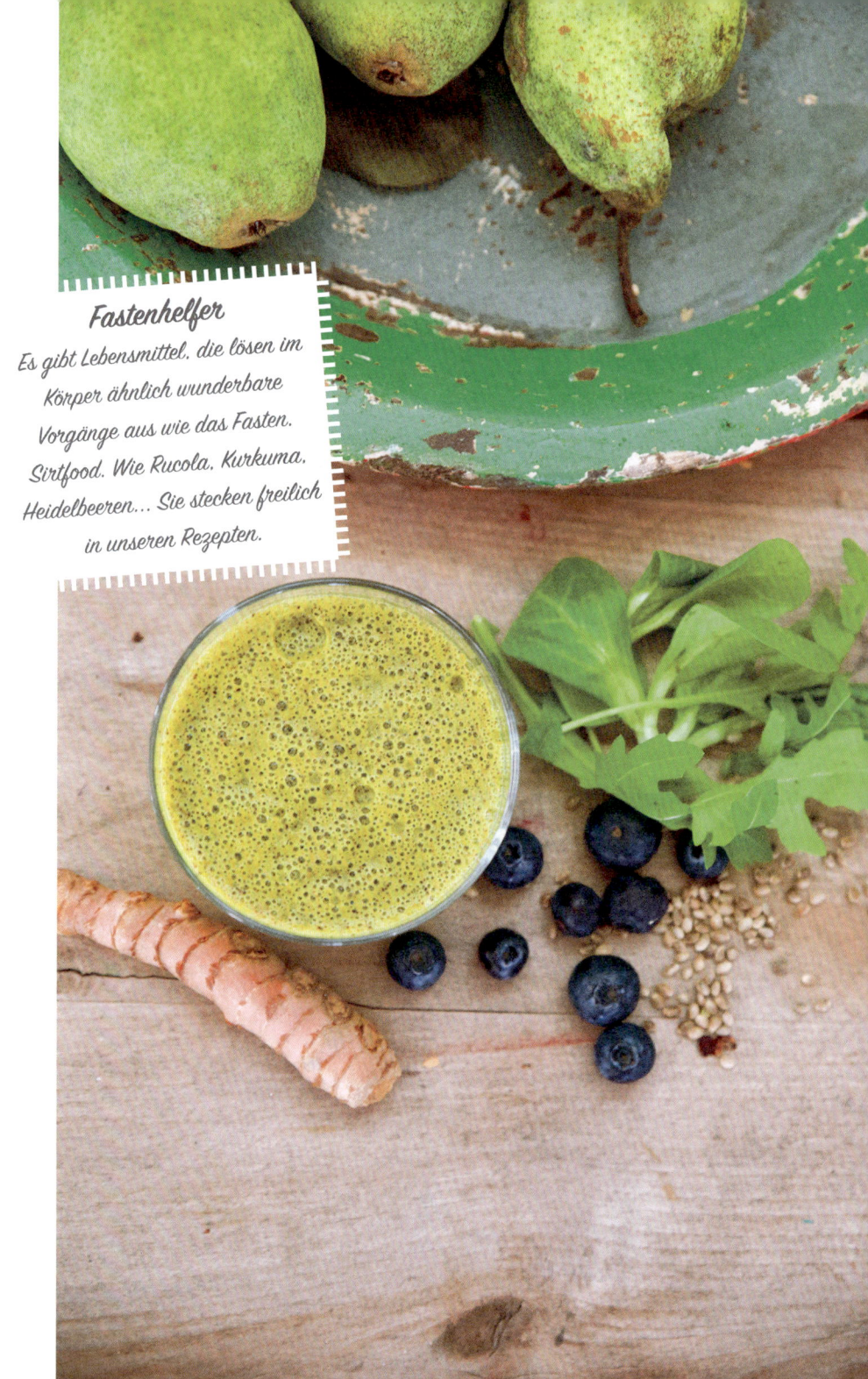

Fastenhelfer

Es gibt Lebensmittel, die lösen im Körper ähnlich wunderbare Vorgänge aus wie das Fasten. Sirtfood. Wie Rucola, Kurkuma, Heidelbeeren… Sie stecken freilich in unseren Rezepten.

WAS PASSIERT BEIM FASTEN IM KÖRPER?

Ein Organismus, der hungert, wird stärker. Gene steuern die Arbeit der Zelle. Durch Fasten verändert sich die Funktion der Zelle, sie schaltet auf Schutzbetrieb um. Das tun unsere Zellen schlichtweg evolutionsbedingt seit Milliarden Jahren. Die Zellen schützten sich durch einen uralten Reflex. Hungern – Schutz aufbauen. Und das stärkt alle Organe. Macht den Körper funktionsfähiger, widerstandsfähiger und jünger. Spannend an diesem Thema ist: Krebszellen sind mutierte Zellen, die haben diesen Mechanismus verlernt. Für sie ist Fasten mitunter sogar tödlich.
Lasst mich erst mal zusammenfassen: Fasten verbessert den Zucker- und Fettstoffwechsel, lindert Entzündungen. Man wacht auf, ist viel, viel fitter, Fasten senkt das Risiko für Übergewicht und Diabetes, für Herzinfarkt, Schlaganfall, Alzheimer und Krebs. Bei Fadenwürmern, Fruchtfliegen und Labormäusen hat das Fasten auch eine lebensverlängernde Wirkung. Wegen der Autophagie. Kalorienrestriktion und zwar auf Null, regt den Selbstreinigungsprozess im Körper an, Zellen bauen alte oder beschädigte Bestandteile ab und verwerten diese weiter. Während man beim Fasten auf Essen verzichtet, futtert sich der Körper in gewisser Weise selbst auf. Ja, das ist super. Ja, das ist gesund. Abnehmen tut man ganz nebenbei. Der Körper stellt sich um vom Teller auf die körpereigenen Zuckerdepots in Leber und Muskeln und Fettdepots auf Hüfte und Bauch. Das bedeutet Stress. Das zeigt sich in erhöhter Ausschüttung der Hormone Adrenalin, Noradrenalin, Dopamin und Cortisol. Das normalisiert sich aber schnell wieder. Und nachhaltig. Sind die Zuckerdepots nach ein, zwei Tagen leer, baut die Leber Fett und Muskeleiweiß in Ketonkörper um, die das Gehirn versorgen. Ja, es werden Muskeln abgebaut, aber nicht sehr viele, und dagegen kann man mit Bewegung angehen. Viele Mediziner verschreiben mittlerweile denen, die länger fasten, auch etwas Eiweiß, damit die Muskeln geschont werden. Aber in unserer Woche reicht das pflanzliche Eiweiß wunderbar aus.

Geht's einem gut oder schlecht?

HUNGER? Anfangs ein bisschen, besonders wenn man keinen Einlauf macht. Dieser beugt nämlich den Hungergefühlen vor. Wer keine Lust auf Einlauf hat: Wenn man sich mit Bewegung ablenkt, kann der Hunger nicht so richtig wachsen. Und er verschwindet auch sofort, sobald der Darm leer ist. Ohne Einlauf am zweiten Tag.

LEISTUNGSFÄHIG? Aber ja. Erst recht! Unsere hungrigen Ahnen mussten mitunter 40 km und mehr laufen, um Beute zu machen – und kluge Strategien entwickeln. Wer fastet, dessen Hirn läuft auf Hochtouren. Und auch sonst können wir Leistung bringen, vor allem wenn unser Körper damit vertraut ist. Ich bin mittlerweile ein Stoffwechseltier. Nachzulesen Seite 132.

FASTENKRISE? Ja. Die, die den Beipackzettel zum Fasten lesen, kriegen auch eine Krise. Es muss nicht sein, aber manchmal, wenn der Körper bestimmte Substanzen nicht mehr bekommt, wie etwa Kaffee, Zucker, seine Nudeln oder sein Weißbrot, dann reagiert er mit Kopfschmerzen oder mitunter ganz schlechter Laune. Und mutiert für etwa 24 Stunden zum GaTaMo. Ganztagesmonster. Bis sich der Körper an die neue Situation gewöhnt hat. Das passiert in meinen Kursen Gott sei Dank selten. Und den Leuten, die häufiger fasten, passiert das gar nicht mehr, denn Fasten macht jede Zelle unseres Körpers und unsere Psyche resistenter gegen Stress.

SCHLECHTE LAUNE, GUTE LAUNE? Klar, erst ist man ein bisschen grantig, aber dann... Fasten hat eindeutig eine stimmungsaufhellende Wirkung, manchmal fühlt man sich regelrecht euphorisch. Fasten wirkt wie unsere modernen Antidepressiva, die Serotonin-Wiederaufnahmehemmer. Lindert Ängste und depressive Verstimmung. Und es macht uns stark. Wir lieben unseren Körper mehr, weil er uns durch diese Zeit bringt. Weil wir auf ihn vertrauen können, lässt das unser Selbstbewusstsein wachsen. Und wer die Herausforderung gemeistert hat, fühlt sich einfach stark und gut.

Fasten heilt

DAS WICHTIGSTE IST: Fasten weckt den inneren Doktor, weckt Motivation und Lebensfreude. Es hilft dabei, sich selbst zu erkennen, macht einen beweglicher und glücklicher. Der Darm wird entlastet, die Wiege der Gesundheit kann heilen. Die Leber wird entfettet. Unsere Entgiftungsstation kann wieder besser arbeiten. Wir wachen auf. Der Kopf wird freier und fitter. Fasten putzt den Körper durch. Es wirkt gegen Entzündungen und lindert so Rheuma und Arthritis. Es hilft bei Stoffwechselkrankheiten wie Gicht und Diabetes. Fasten kann Krebszellen kurzzeitig aushungern. Noch besser: Fasten schützt unsere gesunden Körperzellen, versetzt sie in Winterschlaf, so dass nur noch die Krebszelle die Chemogifte aufnimmt. Fasten kann nachweislich die Nebenwirkungen einer Chemotherapie verringern. Belegt ist natürlich auch der positive Effekt des Fastens auf Herz-Kreislauf-Erkrankungen. Der Blutdruck sinkt stärker als durch medikamentöse Therapie mit Betablockern. Fasten hilft Allergikern, lindert

Asthma, weil es die Histaminproduktion in den Bronchien reduziert. Außerdem senkt es die Anfälligkeit für neurodegenerative Erkrankungen wie Alzheimer und Parkinson. Fasten macht klug, es erleichtert den Einstieg in ein gesundes Leben. Und so kann es sich auch positiv auf das Gewicht auswirken. Glücklich macht das Fasten aber nur den, der es als Chance sieht. Wer sauer über anfängliche Hungergefühle ist, der wird nicht glücklich, sondern aggressiv. Die anderen tanken Ruhe und Zufriedenheit über das parasympathische Nervensystem, das nach zwei bis drei Tagen den Stressnerv namens Sympathikus zum Schweigen bringt.

Wer darf nicht fasten?

Dass wir nix essen, das ist normal, das steht in den Genen. Deswegen kann eigenlich jeder Fasten. Ausgenommen: Untergewichtige, Magersüchtige, Schwangere, stillende Mütter, Kinder und Jugendliche. Das Risiko, einen Nährstoffmangel einzugehen, ist für sie zu groß. Chronisch Kranke sollten das nur in Zusammenarbeit mit ihrem Arzt tun. Diabetiker, die Medikamente nehmen, sollten unbedingt mit einem Arzt den Blutzuckerspiegel überwachen, der durch Fasten gesenkt wird – was gut ist. Aber im Zusammenspiel mit blutzuckersenkenden Medikamenten kann es zu einer Unterzuckerung kommen.

Muss man Fastenbrechen?

Wer heilfastet, muss seinen Darm ganz langsam wieder ans Essen, ans Arbeiten, ans Verdauen gewöhnen. Wer unsere Switchwoche absolviert hat, der bricht das Fasten ganz gemütlich. Mit einem leckeren Fisch. Unserer herrlichen Suppe auf Seite 112. In der Folgezeit kann man unsere Basenfasten-Rezepte weiter ins Leben integrieren und kombinieren mit weißem Fleisch, dann und wann einem Ei, Milchprodukten.

„Wer stark, gesund und jung bleiben will,
sei mäßig, übe den Körper, atme reine Luft und heile sein Weh
eher durch Fasten als durch Medikamente."

(Hippokrates 460-377 v. Chr.)

FASTEN IM BIO-RHYTHMUS

Die Wissenschaft hat festgestellt, dass man Fett abbaut, das Immunsystem stärkt, das Herz schützt, jede Körperzelle jung und gesund hält, wenn man Esspausen ins Leben einbaut. Die sollten mindestens 16 Stunden dauern. Dass man allerdings in den verbleibenden Stunden gefahrlos Gänsestopfleber, Wiener Schnitzel, Pommes, Hamburger und Torten essen kann, fällt unter die Rubrik Märchen. Wahr ist, dass alle, die mit dem Intervallfasten anfangen, auch ihre Ernährung überdenken. Und nicht 16 Stunden lang darben, um danach allen Effekt zunichte zu machen. Sie essen dann gesund. Ich empfehle: Lebt diese acht Stunden nach dem wundervollen Glyx-Prinzip. Und: Ein Sündertag pro Woche ist auch erlaubt. Nur in unserer Switch-Woche erst einmal nicht.

Was Du diese Woche ausprobierst, kannst Du freilich auch danach ins Leben einbauen. Such Dir Deine Form und Deine perfekte Zeit für den Alltag, dann fällt es Dir nicht schwer. Intervallfasten passt ins Büro, in den Manageralltag, ins Freizeitdasein. Nicht jeder Mensch ist gleich. Den einen fällt es überhaupt nicht schwer, den ganzen Tag Suppe zu löffeln, sie können aber nicht 16 Stunden auf das Essen verzichten. Die anderen verhungern am Suppenteller, es macht ihnen aber überhaupt nichts aus, das Abendessen oder das Frühstück ausfallen zu lassen. Denen taugt 16:8. Ganz harte Typen reduzieren das sogar auf vier Stunden. 20:4.

16:8 – such Dir Deine für Dich perfekte Zeit

16:8 heißt die schlichteste und damit alltagstauglichste Form, die gesunden Esspausen ins Leben einzubauen. Die Acht-Stunden-Diät sozusagen. Und da darf man auch herrlich individuell wählen, wann man isst und wann nicht. Spätes Frühstück und/oder ein frühes Abendessen. Die Zeit dafür kann man sich so legen, wie sie gut in den Alltag passt. Diese Form ist ungeheuer beliebt, weil man einen großen Teil seiner Fastenzeit im Bett verbringen darf. Wer schläft, sündigt nicht.

FRÜHSTÜCKSMUFFEL haben es leicht. Die haben morgens eh keinen Hunger. Und starten den Tag mit Zitronenwasser, einer Tasse Tee oder Kaffee, ideal, wenn da 1/2 Teelöffel Kardamom und je eine Messerspitze voll Pfeffer und Zimt drin ist. Das ist gut für unseren Stoffwechsel und den Basenhaushalt. Sie trinken viel und essen erst um 12, 13 Uhr die erste Mahlzeit. Dann dürfen sie essen bist 20 oder 21 Uhr. Und ruhig auch ein Gläschen Wein trinken. Nein, nicht in unserer Switch-Woche.

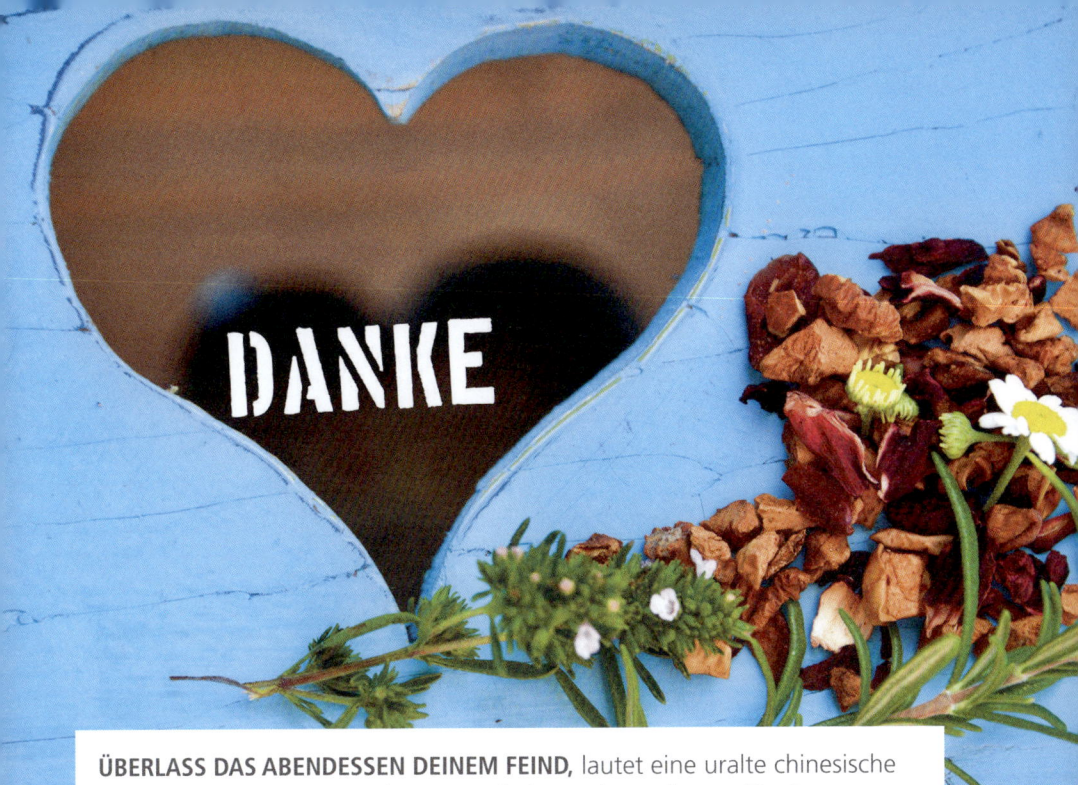

ÜBERLASS DAS ABENDESSEN DEINEM FEIND, lautet eine uralte chinesische Weisheit. Ganz neue Forschungsergebnisse zeigen, dass es für den Stoffwechsel und das Abnehmen am effektivsten ist, wenn man abends statt morgens fastet. Morgens, so heißt es, werden die Kalorien besser verbrannt. Richtig? Jein. Was stimmt: Wer abends nichts isst, nur eine Basensuppe trinkt, kommt nachts in ein Insulin-Tief. Das fördert die Ausschüttung des Wachstumshormons um ein Vielfaches. Der Körper setzt Fettsäuren frei, die dann morgens im Nüchternlauf wunderbar verbrannt werden können. Und dann darf man frühstücken – und acht Stunden lang das essen, was einem schmeckt und gut bekommt.

Wichtig: Richtige Wahl!

Welche der beiden Methoden man wählt, hängt nur, wirklich nur von unserem „Wollen, Können, Mögen" ab. Denn nur, wenn die Diät (das heißt übrigens Lebensweise!) in den Alltag passt, dann behält man sie bei. Deswegen ist idealer, das Frühstück weg zu lassen, wenn man morgens eh keinen Hunger hat. Auch wenn die Wissenschaft feststellt, dass man vormittags die Kalorien besser verbrennt. Ihr verbrennt dann nicht die Kalorien vom Teller besser, sondern die von der Hüfte! Nur nicht zu oft wechseln zwischen morgens oder abends fasten, ein Gewöhnungseffekt macht es schlichtweg einfacher.

Auch in diesem Rhythmus kann man intervallfasten

36:12:36-RHYTHMUS: 36 Stunden gibt's nix. Dann darf man wieder. Einen Tag gibt's von 8 Uhr morgens bis 20 Uhr abends genug zu essen. Während der Nacht und des gesamten nächsten Tages gibt es kein Essen und erst am übernächsten Tag mit dem Frühstück bricht man das Fasten wieder. Manchen tut das gut. Kann man ja mal ausprobieren.

DIE 5:2-DIÄT: Die kennt mehrere Formen. Und zwar fastet man zwei Tage am Stück, reduziert die Kalorien auf 500 bis 800 kcal – auch das wirkt nachweislich Wunder. Oder man isst gar nichts, trinkt nur Säfte und Fastenbrühe. Die beiden Fastentage haben den Vorteil, dass man den Stoffwechsel wieder insulin-sensitiv macht. Die Körperzellen hören wieder auf das Hormon. Das beugt nachweislich Diabetes vor. Lindert Heißhunger.
So startet man idealerweise in eine Umstellung der Lebensweise. Das empfiehlt Marion mit ihrer Glyx-Diät übrigens schon seit zwanzig Jahren. Wer schon in der Lebensumstellung drin ist, der kann die beiden Fastentage auf zwei einzelne Tage die Woche aufteilen. Schon ein Tag ist wertvoll. Der hilft Festtagsschlemmereien ausgleichen, den Verdauungstrakt mal so richtig entlasten.
Und so gibt es viele weitere Intervall-Fastenformen, die schließlich alle ihre Berechtigung haben, wie z.B. 1 Tag fasten, 1 Tag essen. 20 Stunden fasten, 4 Stunden essen. 1 Tag fasten, 6 Tage essen...
Welche Fastenform für einen die richtige ist, das findet man am besten durch Probieren heraus. Und jedes Probieren ist ein Stückchen längeres Leben. Darum am besten gleich heute damit beginnen.

„Es gibt nur zwei Tage in deinem Leben,
an denen du nichts ändern kannst.
Der eine ist gestern und der andere ist morgen. "

Dalai Lama

5 GRUNDREGELN DES FASTENS

1. NICHTS ESSEN, VIEL TRINKEN Trinken hält den Stoffwechsel auf Trab, unterstützt die Niere beim Entgiften und entlastet den Körper. Es nimmt auch ein bisschen das Hungergefühl.

2. VIEL BEWEGUNG UND FRISCHLUFT Mit dem Aktiv-Erwachen-Programm den Kreislauf aktivieren – an der frischen Luft oder vor dem offenen Fenster. Sprich, den Organismus mit viel Sauerstoff versorgen und dadurch die Entgiftung anregen. Am Fastentag sollte man sich mindestens eine Stunde draußen bewegen. Wann? Das ist im Grunde egal, Hauptsache, man tut es. Über die Lunge wird auch entgiftet. Wenn jemand zu Kopfweh neigt, vergeht das beim aktiven Erwachen.

3. WEGLASSEN, WAS NICHT LEBENSNOTWENDIG IST Sprecht nicht über Politik und Krisen. Dabei kommt nichts Gutes heraus. Was ich allen empfehlen kann, ist überhaupt auf Medien zu verzichten, auf die vielen Negativschlagzeilen. Derzeit ist ja Cyberfasten in. Wunderbar, wenn es jemand hinbekommt, die Mails und SMS und Facebook zu reduzieren. Das Handy würde ich jedenfalls immer wieder einfach abschalten.

4. AUF DEN EIGENEN KÖRPER HÖREN Irgendwas flüstert in einem: Ich bin so müde und brauche Ruhe. Das ist völlig legitim. An den ersten beiden Fastentagen sollte man wirklich schlafen, wenn man müde ist. Super, wenn so was wie ein Bewegungsdrang hochkrabbelt. Dann eine weitere Spazierrunde anhängen. Auf das Trampolin steigen, auf den Crosstrainer steigen, ein paar Mobilisationsübungen machen... Das Wichtigste ist: Auf den Körper hören. Der ist gescheit!

5. AUSSCHEIDUNGSORGANE FÖRDERN Die Leber freut sich eh. Darm, Niere, Lymphe, Haut sind ebenso superglücklich über die Fastentage wie auch über die darauf folgenden Basentage. Was tut Ihr? Ihr entlastet. Ihr fördert. Mit Bewegung. Mit Atmen. Mit Trockenbürsten. Mit Basenbad. Mit Entspannen. Mit Bitterstoffen. Mit Präbiotika wie Inulin (aus Chicorée). Mit Sirtfood. Darüber lest Ihr auf Seite 68. Und mit dem Leberwickel.

DIE BASIS: BASENFASTEN

In unserer Switch-Woche praktizieren wir 5 Tage lang das Basenfasten kombiniert mit Autophagie. Wir ersetzen das Abendessen durch die Basenbrühe. Wir verzichten auf fast alle Lebensmittel, die Säuren bilden, und entschlacken den Körper. Man hat keinen Hunger, kein Völlegefühl, die Magensäure bleibt dort, wo sie hingehört, die Verdauung funktioniert wieder besser, man fühlt sich wohl in seinem Körper. Basenfasten entlastet und entgiftet. Wir essen gerade so viel, dass es dem Körper reicht und der Stoffwechsel nicht strapaziert wird. In Verbindung mit Entspannung und Bewegung nimmt man auch leichter ab.

Wie funktioniert Basenfasten?

Unsere Switchwoche lang ist man erst mal streng. Starke Säurebildner wie Fertigprodukte, Fleisch, Zucker, Weißmehl, Alkohol lässt man weg. Wir salzen nur wenig. Die rein basische Ernährung eignet sich hervorragend für eine Entschlackungskur, fürs Basenfasten oder auch begleitend zu einer Darmreinigung oder Entsäuerung – ist also eher etwas für kürzere Zeiträume. Als dauerhafte optimale Ernährung ist die basenüberschüssige Ernährung deutlich sinnvoller, praktikabler und langfristig auch gesünder. Also nach unserer Switch-Woche hält man sich an die 80/20-Regel: Eine gesunde Mischung besteht zu 80 Prozent aus basischen und zu 20 Prozent aus säurebildenden Lebensmitteln. Wobei man hier auch noch unterscheiden kann: Es gibt gute und schlechte säurebildende Lebensmittel. Gut sind die, die im Körper nur wenig Säure bilden und jede Menge Vitalstoffe liefern. Gesund sind zum Beispiel Nüsse und Hülsenfrüchte. Man schaut also, dass die basenbildenden Lebensmittel so weit überwiegen, dass im Körper weiterhin ein basisches Milieu entsteht. Saure und säurebildende Lebensmittel sollten deshalb immer mit basischen Lebensmitteln kombiniert werden. Sprich: Die guten Säurebildner integrieren wir in unser Leben. Die schlechten Säurebildner sollten wir minimieren.

TIPP

Wer lieber mittags und abends essen will,
nimmt sich seinen Porridge, ein Müsli
oder eines unserer To-go-Gerichte mit ins Büro,
isst abends sein „Daheim"-Rezept und macht
morgens die Runde Autophagie mit der Switch-Basenbrühe.

GUTE SÄUREBILDENDE LEBENSMITTEL Bio-Getreide und Produkte daraus wie Bulgur, Couscous. Aber auch Quinoa, Amaranth, Buchweizen, Hirse und Vollkornreis, Hülsenfrüchte wie Linsen, Bohnen, Mungobohnen, Adzukibohnen, Sojabohnen, Kichererbsen, Mais, Nüsse (außer basenbildende Mandeln und Walnüsse), tierische Bio-Lebensmittel (Eier, Fisch), Tofu, Grüner Tee, Kaffee.

TIPP

Wie macht man aus einer guten, aber säurebildenden Linse oder Buchweizen einen basenbildenden Eiweißlieferanten? Man lässt sie keimen. Züchtet binnen weniger Tage mit Wasser kleine Pflänzchen. Die sind eiweißreich, die sind basisch. Funktioniert auch mit Samen und Kernen.

SCHLECHTE SÄUREBILDENDE LEBENSMITTEL Eier, Fleisch aus konventioneller Landwirtschaft, Fisch, Meeresfrüchte aus konventioneller Aquakultur oder belasteten Regionen, Fleischbrühe, Wurstwaren, Milchprodukte (Ausnahme Butter, Ghee, Schlagobers), Essig (Ausnahme naturtrüber Apfelessig), Fertigprodukte, Getreideprodukte aus Auszugsmehlen (Kuchen, Gebäck, Nudeln, Cornflakes, Fertigmüsli, Crunchys), glutenhaltige Produkte wie Weizenbrot, Seitan, vegetarische Wurst oder Käse, Ketchup, Sauerkonserven, Senf (Ausnahme hochwertiger Bio-Senf), stark verarbeitete Sojaprodukte, Speiseeis, Süßungsmittel wie Dicksäfte, Honig, Zucker, Softdrinks wie Limonade, Cola, Fruchtsaftkonzentrat, Iso-, Proteindrinks, Milch, kohlensäurehaltige Getränke wie Mineralwasser, aber auch Tee (Schwarz-, Früchte-, Eistee), Alkohol.

BASENBILDENDE LEBENSMITTEL Obst, auch Zitronen, Gemüse, Algen, Pilze (besonders basenbildend: Austernpilze, Champignons, Morchel, Eierschwammerl, Shitake, Steinpilze, Trüffel), Kräuter, Gewürze wie Fenchel, Kardamom, Koriander, Kümmel, Kurkuma, Muskatnuss, Nelken, Zimt, Salat, Sprossen und Keime, Nüsse (Mandeln, Walnüsse, Maroni) und dann natürlich Samen wie Sonnenblumenkerne, Leinsamen, Kürbiskerne und auch Erdmandelflocken.

DEIN BASENFASTEN-TAG

Nach zwei echten Fastentagen ist man schon sehr froh, wieder was zum Essen zu bekommen. Und zwar zwei mal am Tag – und abends gibt's eine Switch-Basenbrühe, wir bleiben weiterhin in der Autophagie-Phase. Wenn Du arbeiten gehst, dann teil Dir Dein Schrittpensum über den Tag hinweg auf. 10 000 sollten es Minimum sein. So sieht der Tag aus:

DAS IST ZU TUN

✦ Zungenschaben und Ölziehen kombinieren mit der Bürstenmassage
✦ Heilerde-Drink (1 EL auf 1 Glas Wasser) schluckweise trinken
✦ 0,4 l Brennnessel oder Zinnkraut-Tee aufbrühen
✦ Ein Glas Wasser mit dem Saft einer Zitrone trinken
✦ Und nun eine Runde Aktiv Erwachen
✦ Schrittzähler umschnallen, raus an die frische Luft
✦ Duschen
✦ Zum Frühstück gibt's eine unserer wundervollen Frühstücks-Ideen ab Seite 80. Wähl einfach aus: Müsli, Porridge oder Smoothie
✦ Eine Thermoskanne heißes Wasser zubereiten mit oder ohne Ingwer
✦ Mittags, so um 14 Uhr, kann man wählen aus unseren To-go-Rezepten oder den Daheims, mit einem großen Salat plus Switch-Vinaigrette
✦ Wenn noch Zeit ist, eine Runde um den Block gehen, Schritte sammeln
✦ Arbeiten, Entspannen, Kaffee? Wer es ganz basisch will, lässt ihn weg
✦ Abendessen? Man darf bis zu drei Teller Switch-Basenbrühe löffeln, wer will mit Chili, Pfeffer und frischen Kräutern
✦ Zeit für die dritte Aktiv-Einheit: Mach noch ein paar Übungen aus dem Gehirnakrobatikprogramm Seite 140. Auf www.switchdurchfasten.com findest Du auch Übungen für die Wirbelsäule, die Faszien, den Rücken. Gib folgenden Code ein: 007fastenFit
✦ Abends das Switch-Tagebuch ausfüllen
✦ Vor Mitternacht ins Bett, am besten um 22 Uhr. Gern mit einem Leberwickel

GUT SCHLAFEN!

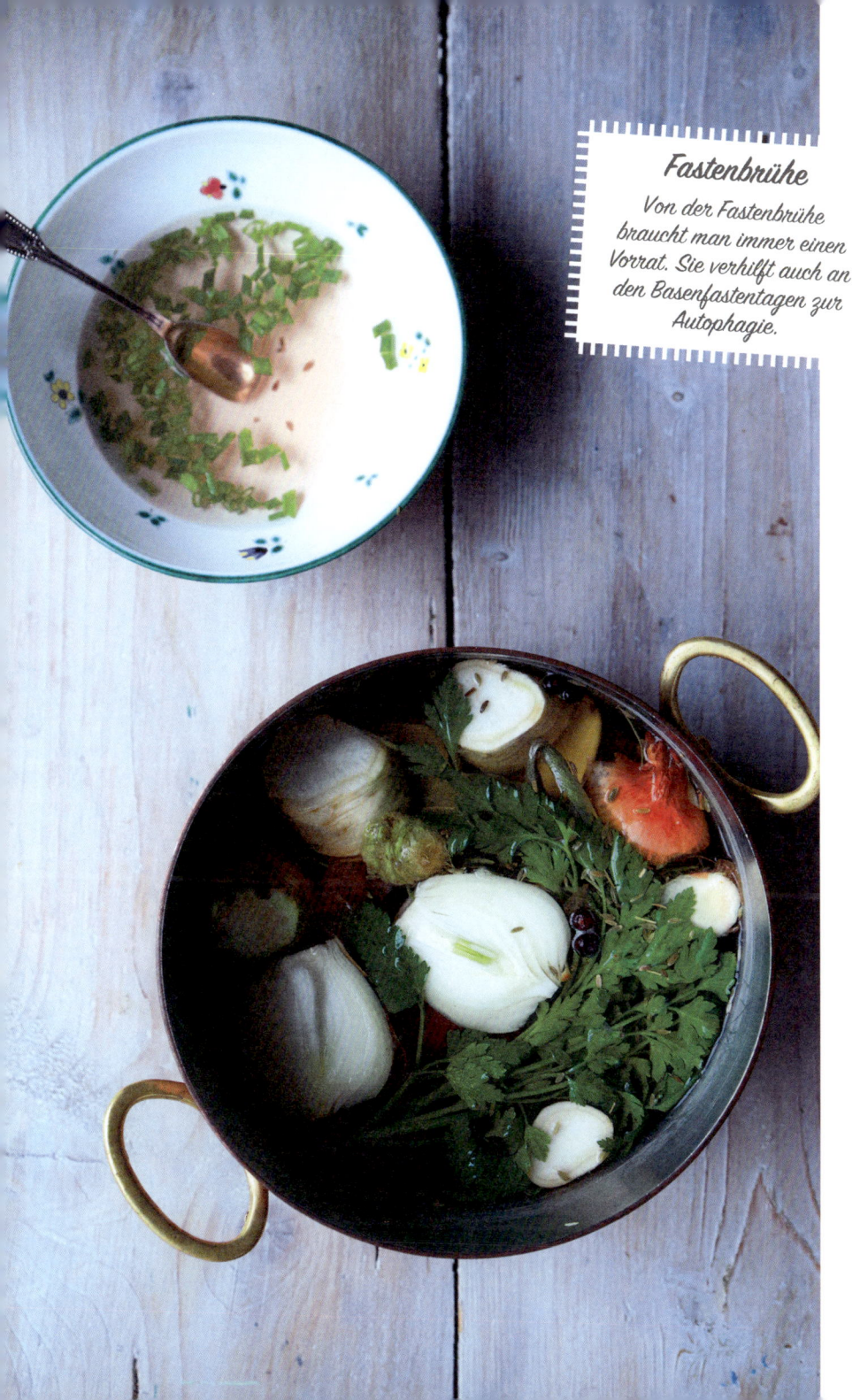

Fastenbrühe

Von der Fastenbrühe
braucht man immer einen
Vorrat. Sie verhilft auch an
den Basenfastentagen zur
Autophagie.

„EIN HEILEID"

Manfreds schlimmstes Erlebnis in seiner Fastenleiterlaufbahn:
Fasten mit Marion, hier ein Bericht des GaTaMos.

Heute kommt Manfred. Freu mich schon. Gehen wir noch schön essen…
Dachte ich. Als wir am Tisch sitzen und ich der Bedienung sag, was ich gerne hätte, guckt Manfred mich schräg an. Ich bestell das leckere Ganserl um in eine Minestrone. Er nickt zufrieden. Gemüsesuppe. Ein guter Start in die beiden Fastentage. Diese tue ich mir an, um das mal unter professioneller Anleitung zu tun. Unter Manfreds Anleitung. Seinem strengen Fastenauge. Mein Suppenfasten ist ja ein Leichtes. Aber so gar nix essen…
Pünktlich um acht Uhr am ersten Morgen nach der Minestrone weckt mich Wolf. Nicht mit Kaffee, sondern mit den Worten: „Steh auf, Manfred wartet schon unten." Ich quäle mich aus dem Bett. Unten an der Treppe wackelt ein energiegeladenes Aufziehmanderl. Ich dreh ihn um und guck, ob da irgendwo ein Schlüssel am Rücken steckt. Oder ein Dimmer. Nun lernt Manfred das MoMo kennen. Kannte er noch nicht. Das existiert nämlich nur vor dem Kaffee, und Wolf sorgt seit einem viertel Jahrhundert dafür, dass es nicht lange die Augen auf hat. Mit dem MoMo hat der Manfred an diesem Tage sehr, sehr lange seine Freude. Kaffee gibt's nämlich irgendwann am Nachmittag, einen schwarzen, nackigen, bitteren Espresso. Nach dem MoMo (= Morgenmonster) erwachte dann das GaTaMo (= Ganztagsmonster). Wir haben uns nämlich den Einlauf gespart. Das hätte Manfred mal lieber nicht vorschlagen sollen. Denn ohne Einlauf hat man mehr Hunger. Darum rate ich allen, sich so ein Gerät in der Apotheke zu holen und einen wunderbaren, den Hunger stillenden Einlauf mit grünem Kaffee zu machen.
Zurück zu Manfred: Meine Kolleginnen haben ihn ja im Grunde schon davor gewarnt, als wir gemeinsam die Filmchen für das Fasten & Glyxen gemacht haben. „Wir müssen gucken, dass Marion bald was zum Essen bekommt." Den ganzen Tag nix. Heißt folglich: Nach dem MoMo kommt das GaTaMo. Armer Manfred.

Erwachen im Nieselregen

Wir haben morgens, statt Kaffee zu trinken, erst mal Ölziehen gemacht. Da war der Manfred zehn Minuten lang froh, weil ich das frisch gepresste Sesamöl durch die Zähne ziehend nichts sagen konnte. Dann gab's Zitronenwasser und das geballte Programm „Aktiv Erwachen". Manfred sagt:
„Die frische Luft tut dir gut. Wir machen heute Aktives Erwachen drau-

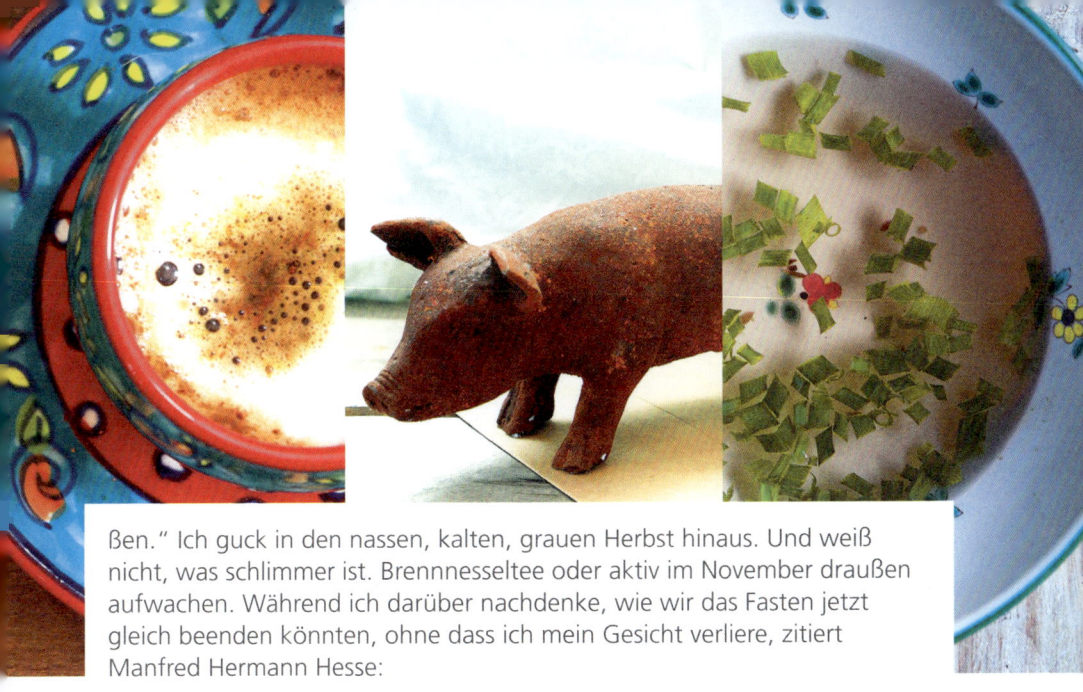

ßen." Ich guck in den nassen, kalten, grauen Herbst hinaus. Und weiß nicht, was schlimmer ist. Brennnesseltee oder aktiv im November draußen aufwachen. Während ich darüber nachdenke, wie wir das Fasten jetzt gleich beenden könnten, ohne dass ich mein Gesicht verliere, zitiert Manfred Hermann Hesse:

„Jeder kann zaubern,
jeder kann seine Ziele erreichen,
wenn er denken kann,
wenn er warten kann, wenn er fasten kann."

So viertausend Schritte lang erwachen wir im eiskalten Novembernieselregen. Ab und zu halten wir an, wedeln mit den Armen, rollen die Knie... Beim Kopfklopfen habe ich dreimal nur mit dem Zeigefinger auf die Stirn geklopft. Manfred hat so getan, als hätte er es nicht gesehen. Aber er war dann für kurze Zeit sehr still. Die andere Zeit hat Manfred motiviert und motiviert und motiviert... „Machst Du toll Marion!" Und ich hab' in seinem Gesicht gesehen: **Lieber eine Woche Fasten mit achtzehn Leuten in Pernegg als einen Tag in München mit Marion.**

Endlich wieder daheim...

...wartet in meiner Tasse ein Brennnesseltee. Und auf meiner Schulter das Kaffeemännchen und dann das Keksmännchen: „Komm Marion, nur ein Keks, komm, das sieht der Manfred nicht, ich putz Dir auch die Krümel von der Backe..." Na ja. Irgendwie ist es mit dem „Aktiven Erwachen" und viel Trinken dann doch auch Mittag geworden. Und Manfred wickelt mich in einen Leberwickel, und ich falle sofort in Tiefschlaf. Schlafe bis zum kleinen

Espresso. Der ja sonst immer verboten ist. Aber neue Studien zeigen: Der Espresso fördert die Autophagie. Das Selbstverdauen des Zellmülls im Körper. Also dürfte man den neuerdings schon trinken beim Fasten – es wird aber noch lange dauern, bis sich das die Fastenleiter in der Praxis auch trauen, zu empfehlen. Genauso wie es noch Jahrzehnte dauern wird, bis die Onkologen zur Chemo drei Tage Fasten empfehlen. Damit die Nebenwirkungen in Richtung Null tendieren. Nach 36 Stunden legen sich die normalen Zellen nämlich in den Winterschlaf. Und nur die Krebszellen haben diesen Modus verlernt und futtern weiter – das Chemogift, während die anderen Zellen ruhen. Nur so nebenbei, sollte jeder wissen.

Mit mir und meiner Leber wacht der Hunger wieder auf. Und mit ihm dieser kleine Zorn, der dem Manfred manchmal Schweißperlen auf die Stirn treibt. Wir gehen 10 000 Schritte stramm walken. Was auch nicht dazu führt, dass Manfred sich traut mir zu empfehlen: „Schreibe heute Abend eine Dankbarkeitsliste, die hilft einem zu lernen, mit dem zufrieden zu sein, was man hat." Irgendwie geht dieser Tag einfach nicht vorbei. Ich frag das Buch der Antworten, ob das Fasten jetzt wirklich das Richtige für mich ist. Es sagt: „Es wird Dein Glück sein."

Basensuppe & Dankbarkeitsliste

Manfred hat ungebrochen gute Laune, mit auch nur Brennnesseltee im Bauch. „Heut gibt's noch ein Heileid." Sagt er. Das Highlight entpuppt sich als ein Teller Basenfastensuppe mit Schnittlauchröllchen. Die darf man mit einem kleinen Löffel löffeln. Was nur eine am Tisch zu grantigen Kommentaren anregt. Alle anderen, also Wolf und Manfred, freuen sich. Der Tag geht dann doch langsam dem Ende zu, mit einer wunderbaren Massage, dem Tatort und einem Leberwickel zum Einschlafen. Ich träume von einem Feld Brennnesseln, durch das ich mit nackten Beinen laufen muss, um zum Tisch mit einer winzig kleinen Espressotasse Kaffee zu kommen.

Am nächsten Tag wache ich auf... und... könnte Bäume ausreißen. Manfred steht unten an der Treppenstufe, wartet in seinem Aktiv-Erwachen-Outfit mit einem kleinen Schweißperlenfilm auf der Stirn und Zitronenwasser. Ich rufe: „Guten Morgen, ein herrlicher Morgen, wo ist mein Brennnesseltee? Lass uns die Gelenke mobilisieren." Wir stürmen los, und ein bisschen später rufe ich: „Her mit der Dankbarkeitsliste!" Und fülle sie die folgenden Tage auf mit den kleinen Wundern dieser Welt. Dem größten Zauber, der in einem Apfel steckt, einer Umarmung, einer Minute Magnoliensamen angucken, einer kleinen Tasse nackigem Espresso... einer Basensuppe mit Schnittlauchröllchen, einem Leberwickel und in einer kleinen Schweißperle auf Manfreds Stirn. Was für ein Switch.

STRESS-BREMSE ATEM

Also, ich hab wieder mal gesehen, wie wichtig der Atem ist, wenn man gestresst ist. Für den ersten Fastentag mit Marion in München habe ich ernsthaft überlegt, einen freiwilligen C02-Ausgleichsbetrag an Atmosfair zu überweisen.

A WIE ATMEN Den Atem hat man immer dabei. Ziel ist es, in der Minute weniger zu atmen. Dafür tiefer. Denn so reguliert man äußerst wirkungsvoll mit ein wenig Körperbiochemie die Stresshormone runter.
Im Alltag hecheln wir uns oberflächlich durchs Leben. Ich empfehle allen, sich neu auf den Atem zu konzentrieren und ihn für sich zu verändern, als Lebensmedizin gegen den Stress. Das beginnt morgens in unserem Aktiv-Erwachen-Programm. Man holt mit der Bewegung mehr Sauerstoff in den Körper, vertieft die Atmung auf natürliche Art und Weise.
Wer walkt oder läuft, konzentriert sich auf einen Atemrhythmus. Atmet drei bis vier Schritte ein und drei bis vier Schritte aus.
Das hat etwas Meditatives und hält einen davon ab, zu schnell zu laufen, aus der Puste zu kommen.
Eine wunderbare 20-Minuten-Meditation ist das stille Atmen, mit oder ohne ruhige Lieblingsmusik, wie Violine von David Garrett. Man setzt sich bequem an einen ruhigen Ort. Schließt die Augen. Konzentriert sich auf den tiefen Atem und lässt die Gedanken auf einer Wolke vorbeiziehen, hält sie nicht fest.
Die Sofort-Stress-Bremse, wenn einem ein GaTaMo begegnet: Vier Sekunden tief einatmen und elf Sekunden tief ausatmen. Das zehn Mal. Und schon ist man gewappnet für das GaTaMo.

DIE FASTEN-HELFERLEIN

Egal ob man eine Woche fastet, zwei Tage oder 16 Stunden, über all diese kleinen wirkungsvollen Hilfen ist man so richtig dankbar. Über den Atem habt Ihr ja auf der letzten Seite schon gelesen. Nun zur anderen Seite...

A WIE ABFÜHREN Sicher ist: kein Switch ohne Hausputz. Der Dickdarm gehört unterstützt. Der Darm ist die Wiege der Gesundheit. Und die Peristaltik kommt ja durch das Fasten zum Erliegen. Trotzdem müssen Stoffwechsel-Endprodukte noch abgebaut werden. Eine Grundreinigung lohnt sich immer. Welche Möglichkeiten gibt es? Nun, für unseren Fall reicht: Sauerkrautsaft. Man kann ihn immer trinken. Er führt leicht ab und verbessert die Population der Bakterien im Darm. Er ersetzt für Kurzzeitfaster das Glaubern und die Hydro-Colon-Therapie.

Das Glaubersalz gibt's (nach Absprache mit Arzt oder Apotheker) für die, die länger als zwei Tage fasten, mittags. Es handelt sich um Natriumsulfat. Man mixt das Salz (Körpergewicht geteilt durch 2 in Gramm, allerdings maximal 40 g) in 500 ml Wasser. Das trinkt man am besten mit ein bisschen Zitronensaft verfeinert. Das Salz zieht die Flüssigkeit aus der Umgebung. Der Stuhl verflüssigt sich, und der Darm kann nicht mehr anders als sich ganz schnell zu entleeren. Spätestens nach drei Stunden. Viel trinken! Unterstützend wirkt ein flotter Spaziergang (ums Örtchen herum). Eine Radikalkur. Es geht auch feiner.

Kommen wir zur Hydro-Colon-Therapie, von der ich persönlich sehr viel halte. Da wird mit einer Maschine Flüssigkeit in den Darm hineingepumpt und wieder herausgelassen. Eine intensive Darmspülung. Wenn jemand zu starkem Kopfweh oder Migräne neigt, für den ist das eine Wohltat. Die Do-it-yourself-Alternative dazu ist der Einlauf. Früher gab es in jeder Hausapotheke ein Einlaufgerät. Im Grunde würde ich auch heute jeden bitten, sich die Chance für einen Einlauf zu geben. Es ist die sanfteste Methode, den Dickdarm zu entleeren. Kopfweh und Migräne können nach einem Einlauf vorbei sein. Wer arg hungrig ist, Magenweh hat oder unter Blähungen leidet, kriegt das unter Umständen mit dem Einlauf sofort weg. Einen Einlauf kann man sich auch jeden Tag machen. So mache ich es, wenn ich faste, jeden Tag einen Einlauf. Wann ist die beste Zeit dafür? Egal, man muss nur Ruhe haben, dafür gibt es keine biologische Uhr.

B WIE BASENBAD Es entspannt, macht samtweiche Haut – und entgiftet. Die müden und krankmachenden Säuren aus Körper, Muskeln und Gewebe begeben sich Richtung Badewasser, solange das basisch ist. Nennt man Konzentrationsausgleich oder osmotisches Prinzip. Ein pH-Wert von über

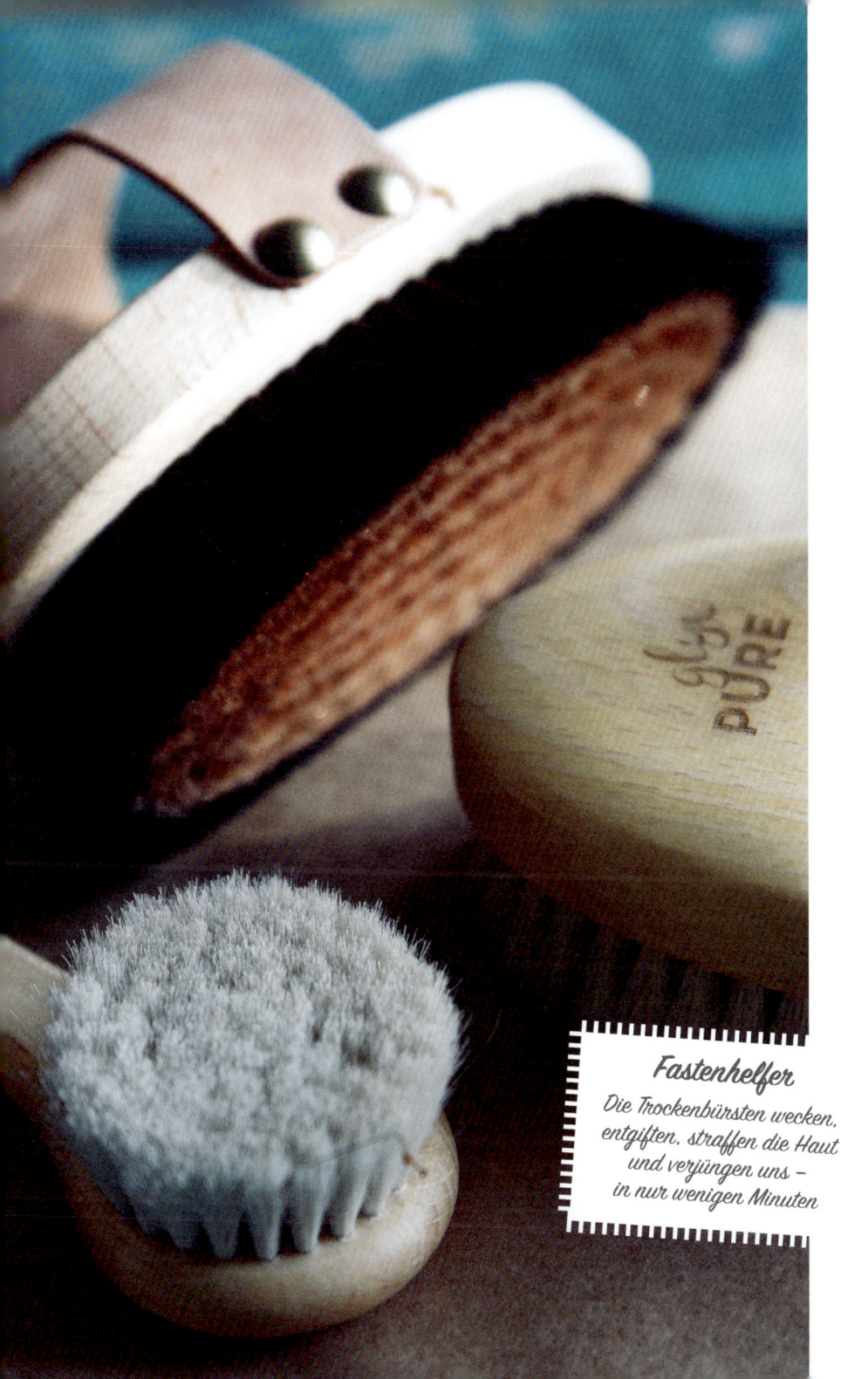

Fastenhelfer

Die Trockenbürsten wecken,
entgiften, straffen die Haut
und verjüngen uns –
in nur wenigen Minuten

8 entzieht auch Pilzen die Grundlage, die mögen es zwischen 3,5 und 5,5. Man darf also ruhig 2 bis 3 mal die Woche in der Badewanne abtauchen, denn solch ein Basenvollbad entfettet die Haut nicht. Im Gegenteil, es regt die Selbstfettung der Haut an, auch die Durchblutung, und hilft gegen Cellulite und Hautunreinheiten, unterstützt die Wundheilung. Wer kein Basensalz zur Hand hat, kann auch einfach Meersalz nehmen.

MEERSALZBAD: 500 g Meersalz in die Badewanne geben und mit sehr heißem Wasser auflösen. Danach kühleres Wasser zulaufen lassen, die ideale Badetemperatur liegt bei 38 Grad C. Wer mag, kann zum Schluss 5 Tropfen ätherisches Lavendelöl zugeben. Rund 15 Minuten in der Badewanne bleiben, hinterher lauwarm abduschen.
Wichtig: Erst mal ein großes Glas Ingwerwasser trinken.

B WIE BASENTABLETTEN Ich hab auch immer Basentabletten für meine Kursteilnehmer dabei. Sie neutralisieren den Säureüberschuss. Mindern die Ablagerung von sauren „Schlacken", die sich in Blut, Lymphe, Organen ansammeln. Sie enthalten die entsäuernden Mineralien wie Kalium, Magnesium, Calcium, Zink. In organischer Form. Also für den Körper gut absorbierbar. Ich empfehle bei den drei Hauptmahlzeiten je zwei Stück Basentabletten. Auch Schüsslersalz Nr. 7 (Magnesium phosphoricum) und Schüsslersalz Nr. 9 (Natrium phosphoricum) gehören in mein Fasten-helfer-Köfferchen.

B WIE BÜRSTENMASSAGE Die ersten 2–3 Tage hält man ölige Substanzen von der Haut fern, damit sie richtig gut regenerieren kann. Der Entgif-tungsprozess ist ja in den ersten Tagen besonders stark. Statt Öl kriegt die Haut Bürstenstriche. Und zwar trocken. Das steigert die Hautdurchblutung, damit verjüngt es die Haut. Und es transportiert die Lymphe ab. Der Bürs-tendurchgang entfernt abgestorbene Hautpartikel, entschlackt und strafft. Ist gut gegen Cellulite. Und regt die Regeneration an. Zudem regt das Trockenbürsten den Kreislauf an. Man fühlt sich danach wacher, frischer, energiereicher. Wir aktivieren auch alle Akupunkturpunkte und Energiebah-nen. Heißt: Trockenbürsten entspannt auch noch.

F WIE FASZIENROLLE Faszien sind feine Bindegewebsstrukturen, die so ziemlich alles im Körper umhüllen, zusammenhalten und formen: Muskeln, Sehnen, Organe. Je gepflegter die Faszien, desto geschmeidiger auch die Bewegung. Desto jünger geblieben die Besitzer. Desto leichter tut sich der Körper mit der Fettverbrennung. Desto weniger schmerzen Rücken, Sehnen und Beine. Eine wunderbare Hilfe, die Faszien gezielt zu dehnen, ist die

Faszienrolle. An Unterarm und Schulter wirkt die kleine Rolle. An Rücken, Po, Oberschenkel und Waden zaubert die große Rolle Verspannungen weg. Übungen findet Ihr auf meiner Website: **www.switchdurchfasten.com** Der Code für Dich als Switch-Buch-Besitzer lautet **007fastenFit**. Damit bist Du berechtigt, ein halbes Jahr lang alle Aktiv-Videos gratis anzusehen.

H WIE HONIG Das Gehirn braucht etwa 120 Gramm Glukose am Tag, damit wir denken, kreativ sind, uns glücklich fühlen. Macht: 5 Gramm in der Stunde. Entspricht einem Teelöffelchen Honig. Und dieser Löffel schadet auch dem Faster nicht, wenn man ihn als Notfalllöffel nimmt. Dann wenn die Knie zittern, der Kreislauf nicht mehr so richtig mitmacht, die Nerven blank liegen.

H WIE HEILERDE In der Früh darf man gleich in einem Glas Wasser einen Löffel Heilerde verrühren und trinken. Die Heilerde bindet Stoffwechsel-Endprodukte an sich und schleppt sie mit in die Kanalisation. Es handelt sich um fein geriebenen Sand (Löß), der aus verschiedenen Mineralien und Spurenelementen besteht (vor allem Aluminium- und Siliciumverbindungen). Durch die feine Körnung ergibt sich eine große Oberfläche, wodurch viele Giftstoffe umhüllt und unschädlich gemacht werden können. Zählt zu den Adsorbentien, einer Gruppe von Wirkstoffen, die darmreizende Gifte, Bakterien und auch Viren binden (adsorbieren) können. Sie werden dann zusammen mit ihnen ausgeschieden, sodass sich der Darm erholen kann. Sie sieht nicht so schön aus, schmeckt absolut nach nichts.

K WIE KAFFEE Studien zeigen: Kaffee senkt Diabetesrisiko, schützt das Herz, beugt Alzheimer vor. Und lindert den Hang zur Depression. Zwei bis vier Tassen verlängern unser Mindesthaltbarkeitsdatum. Und das Neueste ist: Kaffee unterstützt die Autophagie.
Wer fastet, verzichtet oft auf Kaffee. Das könnt Ihr freilich tun: Nur, wenn es den Körper stresst, ist das eher kontraproduktiv. Also ich empfehle: Auf den Körper hören. Ein kleiner Espresso am Nachmittag ist wunderbar für Körper und Seele. Bitte an den Fastentagen ohne Milch trinken.

L WIE LEBERWICKEL Für die Leber machen wir den Leberwickel. Dazu brauchen wir eine Wärmflasche, gefüllt mit heißem Wasser. Und ein Leinen- oder Baumwolltuch. Ein Handtuch geht auch. Das Tuch mit warmem Wasser nass machen, ausdrücken und auf die Leber legen. Die Leber befindet sich rechts unter dem Rippenbogen. Auf das Tuch kommt dann die Wärmflasche. Nun mit einem Badetuch einwickeln. Meistens schläft man sofort wie ein Murmeltier ein. Der Leberwickel steigert die Arbeitskraft der

Leber um 30 Prozent. Die intensive Wärme sorgt dafür, dass die Leber gut durchblutet wird. Die Leber hat ja während so einer Fastenwoche ziemlichen Stress. Alle durch die Autophagie ausgelösten, nicht mehr benötigten Zellen müssen ausgeleitet werden. Für die Zellerneuerung. Leber und Nieren sind da schon ganz schön gefordert. Optimal wäre der Leberwickel in der Mittagspause. Und die Leber hat nichts dagegen, wenn man vor dem Schlafengehen noch einen macht. Ein Eimer neben dem Bett empfängt die nassen Utensilien.

Ö WIE ÖLZIEHEN In vielen Kulturen ist es Tradition, Gifte durch Öl-Ziehen aus dem Körper zu leiten. Die Zunge und die Mundschleimhaut sind wunderbare Ausleitungsorte. Dazu gibt es eine schöne Geschichte: Anfang der 1990er Jahre hielt angeblich ein Dr. Fedor Karach, ein unbekannter russischer Arzt, einen Vortrag auf einem Ärztekongress. Dabei sprach er über ein altes Volksheilmittel aus seiner ukrainischen Heimat: das Ölziehen. Und empfahl es den anwesenden Ärzten bei chronischen Blutkrankheiten, bei Störungen des Magens, der Lunge, der Leber, ebenso aber bei Nervenleiden und vielerlei anderen Erkrankungen. Dieser Vortrag stand 1991 in einer Naturheilzeitschrift. Und viele Naturheilärzte hielten sich künfigt daran. Ob wahr oder unwahr, weiß man nicht. Aber Anwender berichten, Ölziehen hilft gegen Depressivität, Müdigkeit, Unruhe, Schlafstörungen, Allergien, Kopfschmerzen, stärkt das Immunsystem, bleicht die Zähne, beugt Karies vor. Es kostet so gut wie nix. Und gehört zu einem erfolgreichen Switch.

ERSTMAL ZUNGE SCHABEN: Einige Gifte wird man über das Entfernen des Belages los. Man schabt morgens mit einem Löffel oder einem Zungenschaber den Belag von der Zunge einfach ab – das vertreibt Mundgeruch und den schlechten Geschmack und regt die Ausleitung an. Hat der Belag eine leicht grünliche oder gelbliche Verfärbung? Das bedeutet: Übersäuerung, kombiniert mit Perfektion. Zu viel Ehrgeiz übersäuert den Körper, macht leicht aggressiv, Hautprobleme und Sodbrennen.

DANACH ÖLZIEHEN: Morgens noch vor dem Zähneputzen einen Löffel Kokos- oder Sesamöl in den Mund nehmen. Bitte bio. Nicht raffiniert. Das Öl 10 Minuten hin und her bewegen, durch die Zähne ziehen, kauen, so lange bis es weißlich wird, nicht gurgeln, nicht schlucken, dann ausspucken. Danach den Mund gut ausspülen und gründlich Zähne putzen. Das regt den Speichelfluss an. Das Öl holt Bakterien, Säuren, Schwermetalle und andere Giftstoffe aus dem Körper. Sicher nicht in großen Mengen, aber immerhin – und das summiert sich dann. Kann man übrigens auch messen: Die Konzentration von Schwermetallen ist in dem gekauten,

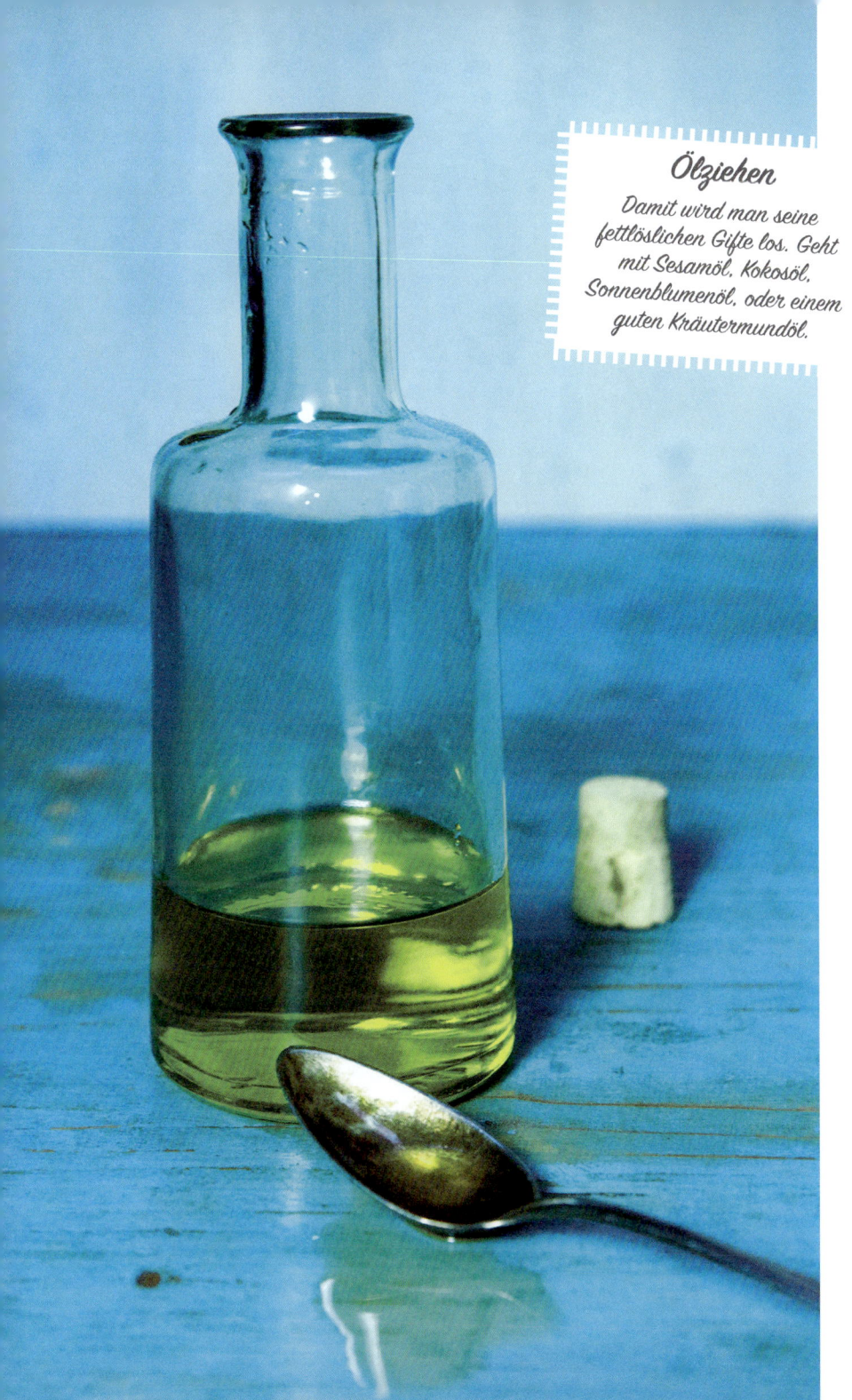

Ölziehen

Damit wird man seine
fettlöslichen Gifte los. Geht
mit Sesamöl, Kokosöl,
Sonnenblumenöl, oder einem
guten Kräutermundöl.

weißlichen Öl höher. Zudem wirkt es heilend auf die Mundflora. Toller Nebeneffekt: macht weiße Zähne.

N WIE NOTFALLTROPFEN Die Rescue-Tropfen habe ich beim Fasten immer dabei. Und sie helfen so gut wie gegen alles. Die Notfalltropfen sind die bekanntesten Bach-Blütenmittel. Ich habe sie nur einmal in meinem Fastenleiter-Leben nicht dabei gehabt. Da wo ich dem GaTaMo begegnet bin. Und das hat mich schon zum Schwitzen gebracht. Jedenfalls helfen sie gut gegen jede Fastenkrise. Von Kopfweh über die Zornesfalten bis zum „Ich-mag-nicht-mehr!" Sie können auch vorbeugend eingenommen werden.

S WIE STILLES WASSER Viel trinken schwemmt überflüssige Gifte aus dem Körper. 2 bis 3 Liter kohlensäurefreies Wasser unterstützen die Niere. Jeder hat da seine Lieblingsquelle. Oft kommt sie ja ganz gut aus dem Wasserhahn. Bitte nicht aus der Plastikflasche. Die besten Quellen liegen meist an einem Kloster. Natürlich darf man das stille Wasser kalt oder heiß trinken, mit Zitrone, grünem Tee, Minzeblättchen, Apfel- und Gurkenspalten oder ein paar Ingwerscheibchen aromatisiert.

T WIE TEE Brennnessel- und Zinnkrauttee passen gut zu den Fastentagen. 2-3 Tassen am Morgen. Kann man im Wechsel trinken. **Zinnkraut** regt die Nierentätigkeit an, wirkt gegen akute Schmerzen und Entzündungen und bringt das Verdauungssystem auf Trab. Durch die immunsystemstärkende Wirkung hilft es sogar gegen Gicht und Rheuma.
Der **Brennnesseltee** regt die Blutbildung an und hat eine reinigende und entgiftende Wirkung auf unser Blut. Er aktiviert den Stoffwechsel und stärkt durch seine Inhaltsstoffe die Fingernägel und Haare. Und hilft der Niere beim Entwässern.
Grüntee zählt zu den Sirtfoods. Er regt die Autophagie an und passt wundervoll zu unserem Switch.

T WIE TRAMPOLIN Da hat die Marion ja einen Trend ausgelöst. Allüberall wird gehüpft. Das kann ich auch nur empfehlen. Eine Studie der Arizona State University bescheinigt dem Trampolin seinen Status als gesunder Gute-Laune-Macher, denn nach dem Walken, Joggen, Twisten auf der Matte hatten die Probanden mehr Energie, waren fröhlicher und resistenter gegen Stress. Zudem wird der Lymphfluss angeregt. Das entgiftet den Körper. Das Trampolin wirkt wie Medizin. Und passt so auch wunderbar in jede Fastenwoche. Wer, wenn es regnet, gar nicht raus will, der stellt das Trampolin ans offene Fenster. Wer auf dem Trampolin trainiert, kombiniert Kraft- mit Ausdauertraining, tut was für seine Faszien, setzt eine Portion

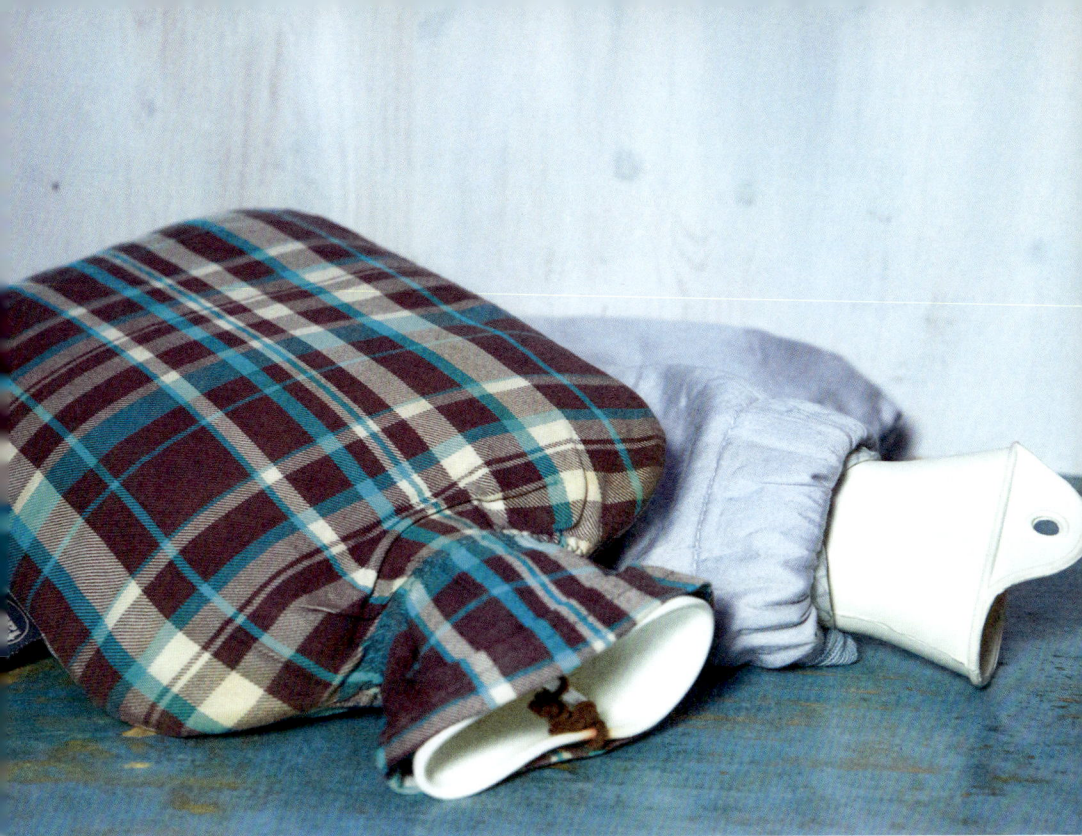

Entgiftung drauf, spart sich Glückspillen und übt sich in Entspannung pur – eine super Zeitersparnis. 20 Minuten vor der Arbeit reichen.

W WIE WÄRMFLASCHE Nie liebt man den Gummibeutel mehr als an Fastentagen. Da fröstelt es einen mitunter sehr. Sie hat drei Aufgaben: Gut tun. Liebe ausstrahlen. Heilen: Fröstelzustände, Bauchschmerzen, Nackenschmerzen, Kreuzschmerzen, Gelenkbeschwerden und Muskelzerrungen. Der Wärme werden in der Medizin vor allem folgende Wirkungen zugesprochen: Muskelentspannung, Verbesserung der Durchblutung, Verbesserung der Dehnbarkeit des kollagenen Bindegewebes und Schmerzlinderung. Und sie gehört in den Leberwickel. Überall da ist die gute alte Wärmflasche so wirkungsvoll wie die gängigen rezeptfreien Arzneimittel, so klinische Studien.
Wer fastet, nimmt die Verhüterin kalter Füße mit in die Heia. Und darf sanft träumen. Denn Unruhe und Nervosität vertreibt die Gummifreundin auch. Wärme empfinden wir nämlich als beruhigend und entspannend.
Für PVC-Hasser: Als Wärmespeicher taugen auch heiße Körnerkissen, Kartoffelwickel oder ein Heublumensack.

MANFREDS SURVIVAL-TIPPS

Seit 20 Jahren sammle ich die wichtigsten Tipps, die einem das Fasten leichter machen. Hier die Top 12.

WANN BRAUCHT ES EINEN EINLAUF ODER GLAUBERSALZ? Für das Kurzzeitfasten ist beides nicht notwendig, da rate ich zu Bio-Sauerkrautsaft. Wer mehr als drei Tage fastet, sollte seinen Darm vor und während des Fastens entleeren. Täglich mit Sauerkrautsaft oder Einlauf. Ein Einlauf hat noch keinem geschadet – und macht in der Regel auch das Zweitagefasten einfacher, weil man weniger Hunger verspürt.

WAS TUN, WENN DER KOPF WEH TUT? Viel trinken hilft vorbeugen. Und vertreibt oft auch den Kopfschmerz. Bewegung an der frischen Luft wirkt wie Aspirin. Wer länger als drei Tage fastet, dem hilft ein Einlauf. Auch die Rescue-Notfalltropfen tragen ihr Schärflein bei. Ich hab immer die Schüsslersalze 7 und 9 im Gepäck.

FASTENKRISE? Die kriegt man meistens nur, weil man sie erwartet. Sprich, etwas darüber gelesen hat. Nennt die Wissenschaft Nocebo-Effekt. Kopfweh, Kreislaufschwäche, Grant. Das Wort Krise ist sowieso übertrieben. Gegen die kleinen Befindlichkeitsstörungen helfen Trinken, Bewegung, Rescue-Notfalltropfen, das Notfalllöffelchen Honig.

INTRINSISCHE MOTIVATION FÖRDERN. Heißt: Freu Dich darüber, dass Du Deinem Körper, allen Zellen etwas Gutes tust. Dann freust Du Dich auch wieder darauf, mal wieder ein Wiener Schnitzel zu genießen. Jeden Tag Geburtstag wird irgendwann langweilig.

HEISSHUNGER KOMMT AUF, WAS TUN? Ablenken. Sich bewegen. Austricksen. Mit einer Tasse Kräutertee oder einem Glas Wasser mit Zitronensaft. Akupunkturpunkt unter der Nase mit dem Mittelfinger eine Minute lang drücken.

NUR KEIN STRESS! Stress und Streitgespräche vermeiden, weil über die Stresshormone der Blutzucker erhöht und somit natürlich auch gleich wieder der Hunger aktiviert wird. Diskussionen einfach verschieben.

WENN DIR ALLES ÜBER DEN KOPF WÄCHST, dann ziehe Dich zurück in die Basenbad-Wanne. Tauch für mindestens 30 Minuten ab. Entspann jede einzelne Körperzelle. Mach das aber nicht morgens, sondern später des Tages, sie taugt einem auch gut nach den Bewegungsrunden.

SCHLAF-TIPP. Manche schlafen vor allem die erste Nacht schlechter. Das macht nichts, weil der Tiefschlaf durch das Fasten ausgeprägter ist. Man braucht weniger Stunden. Einfach nicht aufregen. Ein Hörbuch hören. Kein Licht anmachen, weil man sonst das Schlafhormon Melatonin verscheucht.

KAUEN. SOGAR DIE BASENSUPPE. Man sollte jeden Bissen 30 x kauen. Das ist meine persönliche Lebensaufgabe, weil ich viel zu schnell esse. Aber man sollte wirklich, vor allem Vollkornprodukte, 30 x kauen, weil die Kohlenhydrate schon im Mund verstoffwechselt werden. Sich zu kleinen Zuckermolekülen abbauen. Auch Rohkost unbedingt ausreichend kauen. Das entlastet den Darm.

EIN ODER ZWEI ENTLASTUNGSTAGE? Einen kann man ohne viel Aufwand mal einplanen, einfach viel trinken, viel bewegen und viel ruhen oder sich in der Arbeit ablenken. Wer zwei Tage macht, sollte die Entgiftungshelfer mit einbauen. Heilerde, Ölziehen, Bürstenmassage, Leberwickel.

EIN-TAGES-FASTEN: Man tut sich leichter, wenn man für sein 24-Stunden-Fasten um 15 Uhr die letzte Mahlzeit einnimmt. So kann man wundervoll den Abend überstehen und am nächsten Tag ist es ganz schnell 15 Uhr. Und schon gibt es wieder was.

ZWEI-TAGE-FASTEN: Wer sich entscheidet, öfters mal eine Zwei-Tage-Fasten-Runde einzulegen, sollte unbedingt auch einmal ausprobieren, wie sich der zweite Tag in der Arbeit anfühlt. Manche Leute tun sich nämlich viel leichter, wenn viel zu tun ist. Den ersten Tag sollte man in jedem Fall aufs Wochenende legen und viel Ruhe für sich einplanen. Der zweite Tag passt wunderbar in den Arbeitsalltag. Sei bitteschön aber nett zu den Kollegen.

A BISSERL BASIS-WISSEN

Wisst Ihr, was mein Ziel mit diesem Büchlein ist? Dass Ihr künftig nicht mehr auf die vielen Gurus hört, die Euch mit unglaublich vielen unterschiedlichen, teilweise mehr als hanebüchenen Theorien verunsichern, sondern wieder auf Euren eignen Körper. Das habt Ihr nämlich verlernt. Das Wissen liegt begraben unter junkfoodvollen Fettzellen, Sondermüllanreicherungen von Mikroplastik über Masthormone bis hin zu Schwermetallen. Da kann man nix mehr fühlen. Aber: Den eigenen Körper fühlen, das sollte das Ziel sein, er ist nämlich der beste Ratgeber. Und Fasten legt das Fühlen wieder frei. Vor Fühlen steht das Wissen. Man braucht ein wenig Basiswissen, dann muss man auch den ganzen Schmarrn, der so in dem einen oder anderen Zeitungsartikel steht, nicht glauben. Beginnen wir mit dem, womit unser Kopf gut umgehen kann, mit Bilanzen.

DREI BILANZEN

Es gibt drei wichtige Bilanzen, die ausgeglichen sein sollten, so dass es uns gut geht. Um die wir uns kümmern dürfen, damit unser Körper wieder bereit ist, für uns etwas zu fühlen, uns zu beraten.

1. DIE FLÜSSIGKEITS-BILANZ Klar, die Flüssigkeitsbilanz ist die wichtigste. Das erlebt jeder, der mit mir zu fasten beginnt. Obwohl man keine feste Nahrung zu sich nimmt, aber viel trinkt, geht es uns gut, und alles funktioniert bestens. Das funktioniert andersherum nicht. Wer Braten, Torten, Nudeln, Wurstbrot zu sich nimmt, ohne dazu etwas zu trinken, dem geht es ziemlich schnell gar nicht gut. Und nix geht mehr. Also ist die erste Bilanz, um die wir uns kümmern, die wichtigste – und die für uns am leichtesten zu befolgende. Wir müssen nur genug trinken. Und zwar an erster Stelle kalorienfrei. Wasser, Tee, ja auch das Tasserl Kaffee zählt. An normalen Tagen zählt natürlich auch das, was Suppen, Obst und Gemüse an Wasser liefern. Nein, nicht der Softdrink – der zählt zur Zuckerbilanz. Der macht krank, der verkürzt das Leben.
Wie viel Wasser brauchen wir? Zwei Drittel des menschlichen Körpers bestehen aus Wasser. Und das sollte so bleiben. Die Faustregel lautet: Trinke mindestens 30 ml pro Kilo Körpergewicht. Trinke mehr, wenn Du Dich bewegst, wenn es heiß ist, Du schwitzt und wenn Du Fieber hast.

Mein Wasserbedarf =   **kg x 30 ml =**

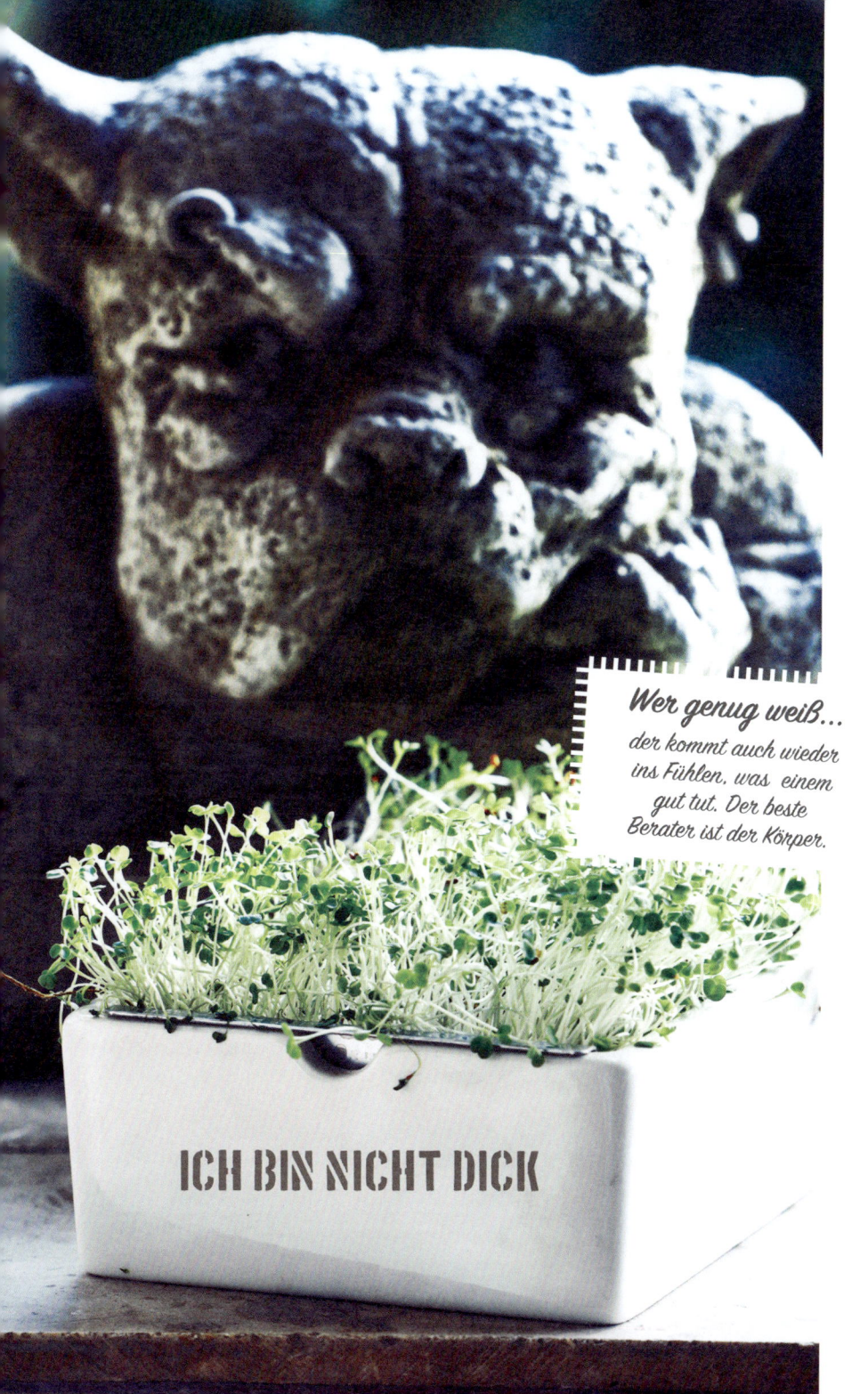

Wer genug weiß…
der kommt auch wieder
ins Fühlen, was einem
gut tut. Der beste
Berater ist der Körper.

ICH BIN NICHT DICK

2. DIE ENERGIE-BILANZ Energie vergeht nicht. Das sieht man an den Fett-pölsterchen. All der Zucker, das Bratenfett, das wir reinschütten in unseren Organismus, das nicht im Muskel verbrannt wird, landet auf der Hüfte, um die Organe herum. Und im Muskel verbrennen wir in der Regel heutzutage weniger. Die Holzfäller, die Bergbauern, auch die Frauen, die die Wäsche am Waschbrett geschrubbt haben, leisteten Schwerstarbeit. Ein Holzfäller verbraucht so viele Kalorien wie ein Tour-de-France-Fahrer, beide können essen, was sie wollen. Und wir? Viele essen wie die Holzfäller und sitzen den ganzen Tag im Büro. Und – das ist ein Naturgesetz – wir verlieren ab 30 mit jedem Jahr Muskulatur. Also den Ort, wo Fett verbrennt. Nennt sich Altern. Kann man aber aufhalten. Durch Bewegung. Die zweite Seite der Energiebilanz. Das Verbrennen der Energie. Bewegung ist auch das einzige Mittel, das verhindert, dass wir Muskeln verlieren. Nein, da gibt es keine Pille. Wie hält man nun diese Bilanz im Gleichgewicht? Indem man sich täglich 30 Minuten ausdauernd bewegt und 2 Stunden die Woche Mus-keltraining macht. Und so isst, dass jede Kalorie, die man aufnimmt, eine gute Portion Vitalstoffe mit sich liefert – für einen reibungslosen Energie-stoffwechsel. Wer auf das achtet, nimmt nicht zu, hat eine ausgeglichene Energiebilanz. In der Praxis sieht das so aus: keine Fertigprodukte, Zucker nur selbst dosieren, am besten mit den gesunden Alternativen (siehe Seite 55). Industriell Verarbeitetes wie Softdrinks und Weißmehlprodukte vom Speiseplan streichen. Nur Beilagen essen, die viele Ballaststoffe enthalten, also alles aus Vollkorn. Täglich und zu jeder Mahlzeit Obst oder Gemüse. Saisonal und biologisch. Lebensmittel so unverarbeitet wie möglich kaufen. Naturjoghurt selbst mit Beeren zubereiten. Wurst und fetten Braten meiden. Ab und zu ein gutes Stück Fleisch ist erlaubt. Besser ist weißes Fleisch, vor allem Fisch und ab und zu auch Geflügel.

3. DIE VITALSTOFF-BILANZ Natürlich sind Mineralstoffe und Vitamine wich-tig. Was raubt uns Vitalstoffe? Stress. Krankheiten. Umweltgifte. Was sorgt für eine positive Bilanz? Das Essen oder der Apotheker. Einen Großteil der Vitalstoffe können wir wunderbar mit gesundem, abwechslungsreichem Essen decken, mit viel Gemüse, frischem Obst, vollwertigem Getreide, Hülsenfrüchten, Nüssen, Samen, Fisch, qualitativ hochwertigem Fleisch. Wer nicht unverarbeitet, abwechslungsreich, frisch, regional und saisonal, sprich gesund isst, sollte seine Nahrung wenigstens klug ergänzen – in Absprache mit dem Arzt für Naturheilverfahren, dem Heilpraktiker oder dem Apotheker. Und allen empfehle ich im Winter die Einnahme von Vita-min D3 in Kombination mit Vitamin K2, weil die meisten von uns aufgrund von zu wenig Sonne einen Vitamin-D-Mangel haben. Das ist sehr wichtig für das Immunsystem, die Knochen und unsere Seele. Auch Vitamin C kann man 1–2 Gramm täglich zu sich nehmen. Auf der sicheren Seite ist man, wenn man wichtige Vitamin- und Mineralienmarker, Schwermetalle, oxidativen Stress einfach mal in Blut oder Gewebe bestimmen lässt. Und gezielt auffüllt. Und in den Körper hineinfühlt, ob es einem dann nicht besser geht.

Die Ess-ich-richtig-Kontrolle: der Bauchumfang

Im Grunde kann man sich einen teuren Gesundheits-Checkup erst einmal sparen, nimm einfach das Maßband. Das lügt nicht. Die momentan wichtigste Messgröße in der Medizin, kann man sagen, ist der Bauchumfang. Gut ist, wenn er nicht mehr als 102 Zentimeter beim Mann ausmacht. Und nicht mehr als 88 Zentimeter bei der Frau. Maximal! Denn hier steigt das Risiko für Herz-Kreislauf-Erkrankungen massiv an. Und gipfelt in den Kugelfischen am Strand, mit Beinen wie ein Storch. Warum? Wegen dem viszeralen (inneren) Bauchfett. Das Fett, das den Waschbrettbauch unter sich verschwinden lässt, ist nicht das Problem. Aber das Fett, das sich ohne Bauchmuskeln im Inneren anlagern kann, das viszerale Fett, das ist hormonaktiv. Wenn das viszerale Fett zunimmt, wirkt sich das negativ auf den gesamten Stoffwechsel aus. Klar, auch hier gilt das Gesetz der Dosis. Etwas Bauchfett braucht der Körper, weil das unsere Organe einbettet und schützt. Aber zu viel erhöht das Risiko für Diabetes, Arteriosklerose, Bluthochdruck, Herzinfarkt, Schlaganfall und Krebs. Der Bauchumfang ist bei weitem wichtiger als das Ergebnis auf der Waage. Jeder Bauch-Zentimeter, den man reduziert, hat einen positiven Effekt.
Der Typ, der am Bauch zunimmt, ist der Apfeltyp. Es wächst der Cortisolbauch. Der Stressbauch. Unter der Regie des Stresshormons Cortisol legen wir das gefährliche hormonaktive Fett am Bauch zu. Kennst Du Deinen Cortisolspiegel? Den kriegt man wieder normal mit Bewegung, Entspannung, weniger Zucker, kleinen Fastenpausen. Dann gibt es noch den Birnentyp. Häufiger unter den Damen zu finden. Mit den kleinen liebenswerten Polstern an Gesäß und Hüfte. Liebenswert deshalb, weil sie nur zum Schutz dienen und nicht gefährlich sind. Leider machen sie die Trägerinnen mitunter unglücklich. Und fallen dann der Beine-Po-Gymnastik zum Opfer. Nur dieser. Weghungern kann man nichts. Dazu später.

SO GEHT'S: Gemessen wird der Bauchumfang morgens mit nüchternem Magen. Gerade hinstellen und sicherlich nicht den Bauch einziehen, bis man keine Luft mehr bekommt. Maßband umschnallen und am höchsten Punkt des Bauches am Nabel messen.

Mein Bauchumfang: _____

UND DANACH? GLYXEN!

Natürlich lebt man nicht mehr wie zuvor, wenn es zuvor nicht schon super war. Unsere Basen-Rezepte kann man freilich weiter ins Leben einbauen. Auch das 16:8-Fasten oder mal einen oder zwei Tage fasten, gerade wenn mal wieder der Sündenfall eingetreten ist. In jedem Fall würde ich mir das Buch „Prinzip Pure" von Marion Grillparzer holen. Und damit auf ganz natürliche Art und Weise glyxen. Das ist immer richtig. Hier schon mal ein paar Tipps von der Gesund-genießen-Expertin.

Viel trinken. Wasser mit einem qualitativ hochwertigen Teebeutel (weiß, grün, schwarz), mit Kräutern drin oder einer Zitrone, gerne auch vitalisiert mit Minze, Obst oder Gewürzen. Ab und an ein Gläschen Wein ist erlaubt. No go: Softdrinks, Bier, Schnaps & Co.

Obst in kleinen Portionen. Vor allem das Obst, das bei uns wächst und idealerweise auch ein bisschen sauer schmeckt. Das idealste Obst: Beeren. Pure Medizinbällchen. Gleich danach kommt der Apfel und die Grapefruit.

Wie süßen? Oft genügt Obst, frisch oder getrocknet, um Smoothies, Desserts oder Brei zu süßen. Wenn noch Bedarf ist, mit Honig, Dicksaft oder Rohrohrzucker nachhelfen. Auch die guten Süßen wie Honig, Dicksaft & Co bitte nur wohldosiert verwenden. Galaktose, Birkenzucker und Stevia sind erlaubt. Halt nicht zu viel davon. Es ist ganz gut, dass man sich den süßen Geschmack ein wenig abzieht. Ein besonderes Süßungsmittel ist Galaktose. Der Einfachzucker-Anteil vom Milchzucker. Leider teuer, aber Medizin gegen Demenz.

Weizen mal weglassen. Der ist schlimmer als Zucker. Hat einen höheren Glyx, lockt mehr vom Heißhunger und Fettspeicherhormon Insulin. Und: Jeder Fünfte reagiert unverträglich auf Lektine im Weizen. Die machen den Darm kaputt. Also keine Fertiggerichte, Weißbrot, Krapfen, Backwaren, Weißbier… und tausend andere Sachen. Überall steckt Weizen drin.

Gemüse, Gemüse, Gemüse. Davon kann man nie genug kriegen. Wer alle Vitalstoffe haben möchte, der wechselt in den Farben, in den Sorten. Isst das, was über der Erde wächst, was unter der Erde wächst. Isst Rohes und Gekochtes. Drei Mal am Tag. Gerne mehr. Ideal ist, wenn geschnippeltes Gemüse (ohne Würzsauce) in der Tiefkühltruhe liegt, wenn man immer ein Süppchen parat hat. Das ist gut für den Bauch und die Seele – und stillt schon mal den ersten Hunger.

DIE SÜSSE LISTE

Süß? Ja, ein bisschen, mit gutem Gewissen. Die Alternativen zum Industriezucker bevorzugen. Während unserer Fastenwoche darf man ein bisschen mit Stevia nachhelfen, wenn man will.

AGAVENSIRUP Hohe Süßkraft. Schnell löslich. Die blaue Agave hat einen niedrigen glykämischen Index (Glyx), der wilden Agave vorziehen.

AHORNSIRUP Der Saft aus dem Stamm des kanadischen Ahorns enthält zwar knapp 70 Prozent Zucker, aber auch viele Mineralstoffe. Je heller der Sirup, desto höherwertig und besser verwertbar.

BIRKENZUCKER lockt kein Insulin und hat 40 Prozent weniger Kalorien als Zucker. Ein guter Bio-Birkenzucker (nicht aus Mais!) ist relativ teuer.

DATTELN & CO Trockenobst wie Datteln, Cranberries, Pflaumen oder Feigen süßen auf natürliche Weise – mit konzentrierten Vitalstoffen. In kleinen Dosen genießen.

DICKSAFT aus Apfel und Birne süßt mit Glücksgefühlen, ohne viel Insulin zu locken. Auch Sanddornvollfrucht süßt auf natürliche Weise Joghurt, Topfen, Smoothie.

GALAKTOSE Das eine Molekül vom Milchzucker süßt und schützt vor Demenz. Leider sehr teuer.

HONIG Je dunkler, desto mehr Mineralien, Vitamine, Enzyme und antibiotische Stoffe. Akazienhonig hat einen Glyx von 30. Möglichst kalt geschleuderte Sorten wählen.

KOKOSBLÜTENZUCKER Ist ein ganz besonderer Palmzucker mit niedrigem Glyx. Mit Kalium unterstützt er die Muskelfunktion, mit Phosphor sorgt er für starke Knochen.

REISSIRUP Sein hoher Anteil an Oligosacchariden (Mehrfachzucker) verzögert die Zuckeraufnahme ins Blut und lindert Heißhunger.

STEVIA Die alternative indianische Süße hilft, wenn einem das Löffelchen Vollrohrzucker im Kaffee oder im Tee, die Früchte im Joghurt nicht ausreichen.

VOLLROHRZUCKER Der gefilterte und eingedickte, getrocknete und gemahlene Saft des Zuckerrohrs. Schmeckt würzig karamellig.

YACON Die Wurzelknollen aus den Anden enthalten Zucker in Form von Fructooligosaccharid (FOS) und Inulin. Diese sind unverdaulich und wirken wie Ballaststoffe und Präbiotika in einem, ohne den Blutzuckerspiegel zu belasten

WAS WIR DANACH KLUGES TUN

Wir essen abwechslungsreich. Verabschieden uns von Gewohnheiten. Gewohnheiten heißen immer Mangel. Ein Mangel an Nährstoffen. Ein Mangel an Genuss. Ein Mangel an Lebensfreude.

Wir sind ja nicht dumm, wir müssen nicht alles selber machen. Die Linse aus dem Glas, das Sauerkraut oder die Tomate aus der Dose, die Erbse aus der Tiefkühltruhe schenkt uns Zeit, erleichtert das Leben — und ist (ohne Zusatzstoffe!) auch wunderbar gesund.

Wir dosieren selbst, damit wir wissen, was in unserem Essen steckt. Das gilt vor allem für unraffinierten Zucker von Rohr oder Rübe und für Stein- oder Meersalz.

Wir wählen, wenn möglich, die unverarbeitetere Variante. Knochenbrühe statt Brühwürfel, die Ingwerwurzel statt das Pulver.

Wir nehmen, wo es geht, die artgerechtere Alternative – die auch die Natur schützt. Das Weiderind, das Bio-Huhn, den ökologisch verträglichen Fisch (Zuchtfisch aus biologischer Aquakultur, Wildfisch aus MSC-zertifizierter Fischerei), die Tomate vom (Bio)Bauern ums Eck, die alte Apfelsorte.

Wir essen alles zu seiner Zeit. Frisches Obst und Gemüse der Saison. Und das sollte man dann unbedingt auch konservieren. Im Glas, im Dörrapparat oder in der Tiefkühltruhe.

Wir verbieten uns nichts. Wenn wir zu 80 Prozent gesund essen, dann darf man ruhig auch mal schlampern. Schlampern ist Gesundheitstraining. Wir bleiben flexibel und handlungsfähig – und essen auch mal das Ganserl, die Butterbrezen, mit Genuss.

Wir haben keine Angst vor dem Essen, denn es macht uns nicht krank – sondern ist pure Energie-Medizin.

Wir wertschätzen unser Essen. Schenken ihm Zeit. Selbst zubereiten heißt: Achtsamkeit in die Lebensmittel stecken, heißt: meditieren. Heißt: Stress aus dem Thema Essen holen.
Mehr unter **www.die-glyx-diät.de**

Nudeln auch mal durch Hülsenfrüchte-Nudeln ersetzen, die gibt es auch in unterschiedlichen Farben, Linsennudeln, Kichererbsennudeln. Auch Quinoa, Amaranth dürfen die übliche Nudel ersetzen. Wer will – und nicht auf Gluten verzichten muss – kann abwechseln mit Dinkelnudeln. Pasta? Hartweizen (Pasta) hat keinen so schlimmen Kleber wie der moderne Weichweizen.

Reis nur als Naturreis wählen. Und eine kleine Portion. Da Kartoffeln schon im Mund zu kleinen Zuckermolekülen werden, bitte nur zwei kleine essen – und festkochende. Alte Sorten vorziehen.

Vorsicht bei Brot: Ideal ist Brot aus unserer eigenen Backstube (wie unser Switch-Brot), ohne Getreide, ohne Gluten. Und sooo lecker. Oder Dinkel (ohne Hefe!) und Roggensauerteigbrot, das lange, lange gehen durfte. Wer ganz auf Gluten (Getreidekleber) verzichten will, muss auch auf Roggen, Dinkel, Hafer & Co verzichten.

Fertigprodukte fallen dem Streichteufelchen zum Opfer. Vor allem, wenn Glukose draufsteht, Stärke, Maissirup, Glutamat, Aromastoffe, Süßstoffe, Zuckeraustauschstoffe, Weizen.

Achte, sobald Du mit dem Basenfasten wieder aufgehört hast, auf Dein Eiweiß. Der Körper besteht aus Eiweiß. Die Lieferanten: Hülsenfrüchte, Nüsse, Samen, Sprossen, Keime, Kohlgemüse, Ei, Topfen, Fisch, Geflügel, Wild, Milchprodukte oder Milchalternativen. Genug Eiweiß wirkt sich, so neue Studien, positiv auf die Darmbesiedelung aus.

Fleisch? Da darf man ruhig reduzieren. Vor allem rotes Fleisch (Schwein, Rind) sollten wir deutlich weniger essen, es fördert Entzündungen im Körper. Fisch und Geflügel (weißes Fleisch) den Vorzug geben. Rotes Fleisch, wenn dann Bio. Wild und Weiderind haben gesündere Fettsäuremuster.

Iss zwei bis drei mal am Tag. Starte den Tag mit einem Smoothie oder Glyx-Pure-Brot, mit Topfen, Tomaten und Kräutern oder Eiern im Glas, einem Porridge. Später gibt es ein leichtes Gericht und ein warmes Gericht. Oder eine Basenbrühe, wenn man 16:8-fastet. Iss nicht mehr als 30–40 g Kohlenhydrate pro Mahlzeit. Auf genug Eiweiß achten: 1,5 bis 2 Gramm pro Kilo Körpergewicht. Nicht an pflanzlichen Fetten und Fischfett sparen. Achtung: Manche Leute brauchen einfach etwas zwischendurch: Nüsse, Gemüse, ein kleiner Apfel, ein Stück Käse sind okay.

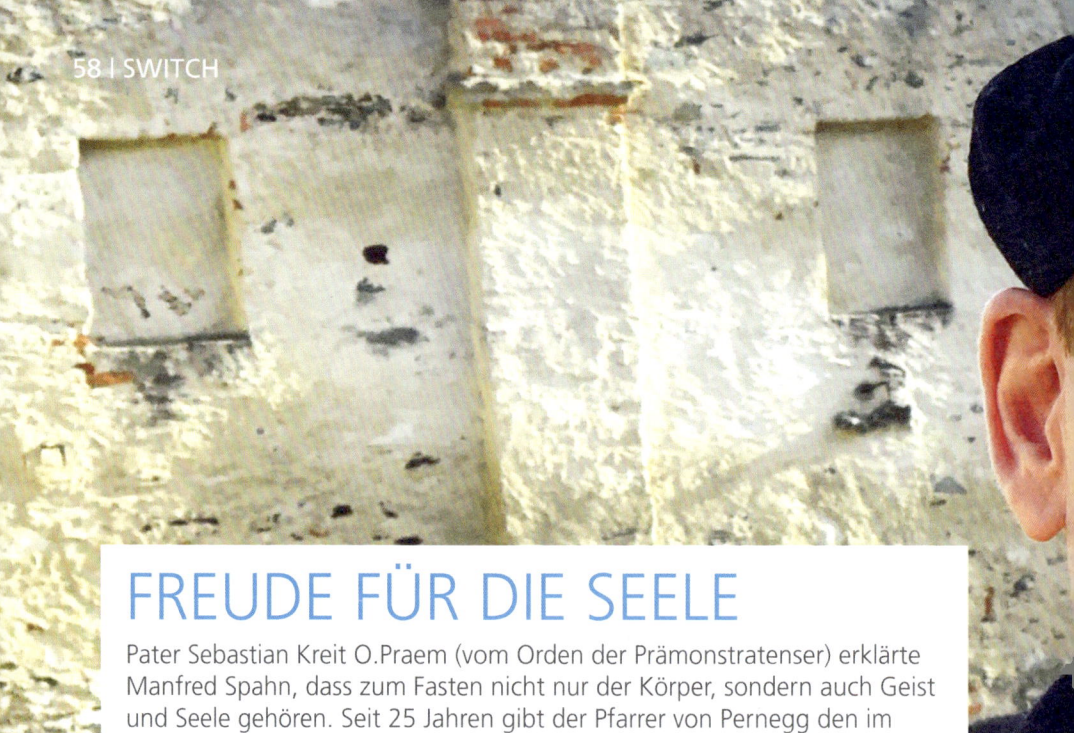

FREUDE FÜR DIE SEELE

Pater Sebastian Kreit O.Praem (vom Orden der Prämonstratenser) erklärte Manfred Spahn, dass zum Fasten nicht nur der Körper, sondern auch Geist und Seele gehören. Seit 25 Jahren gibt der Pfarrer von Pernegg den im Kloster Fastenden wundervolle Impulse für den Tag der Stille.

Haben Sie selbst schon gefastet?
Natürlich. Vor 25 Jahren schickte mich mein damaliger Abt kurz vor meiner Weihe an den Bodensee. Ich bin also geschickt worden, es tun zu müssen. Und habe dort das Fasten mitgemacht. Da hatte ich nicht gerade ein gutes Gefühl. Ich wusste aber erst viel später, warum: Man muss sich darauf einstellen, man muss es selbst wollen.

Sie haben vor 25 Jahren das Zentrum „Fasten für Gesunde" im Kloster Pernegg mit aufgebaut. Und irgendwann kam Manfred...
Ja, das war eine kleine Sensation. Er hat ein neues Leben begonnen. Ich sehe ihn heute noch an der Rezeption. Da sagt er. „Wie? Ein Pfarrer auch noch?" Er hat sich retten wollen, wollte eine Pause machen – und dann gibt es da noch was Spirituelles oben drauf... Und wie all die anderen, die aussteigen, hat er sich bald geöffnet für neue Werte. Wir hatten wundervolle Gespräche.

Fasten ist Aussteigen?
Genau, aber sich dadurch neu orientieren. Fasten kommt von festmachen. Abnehmen, was für die Gesundheit tun – das kaufe ich den Leuten nicht mehr ab. Ich arbeite hier seit 25 Jahren. Und die Leute, es geht um Gäste,

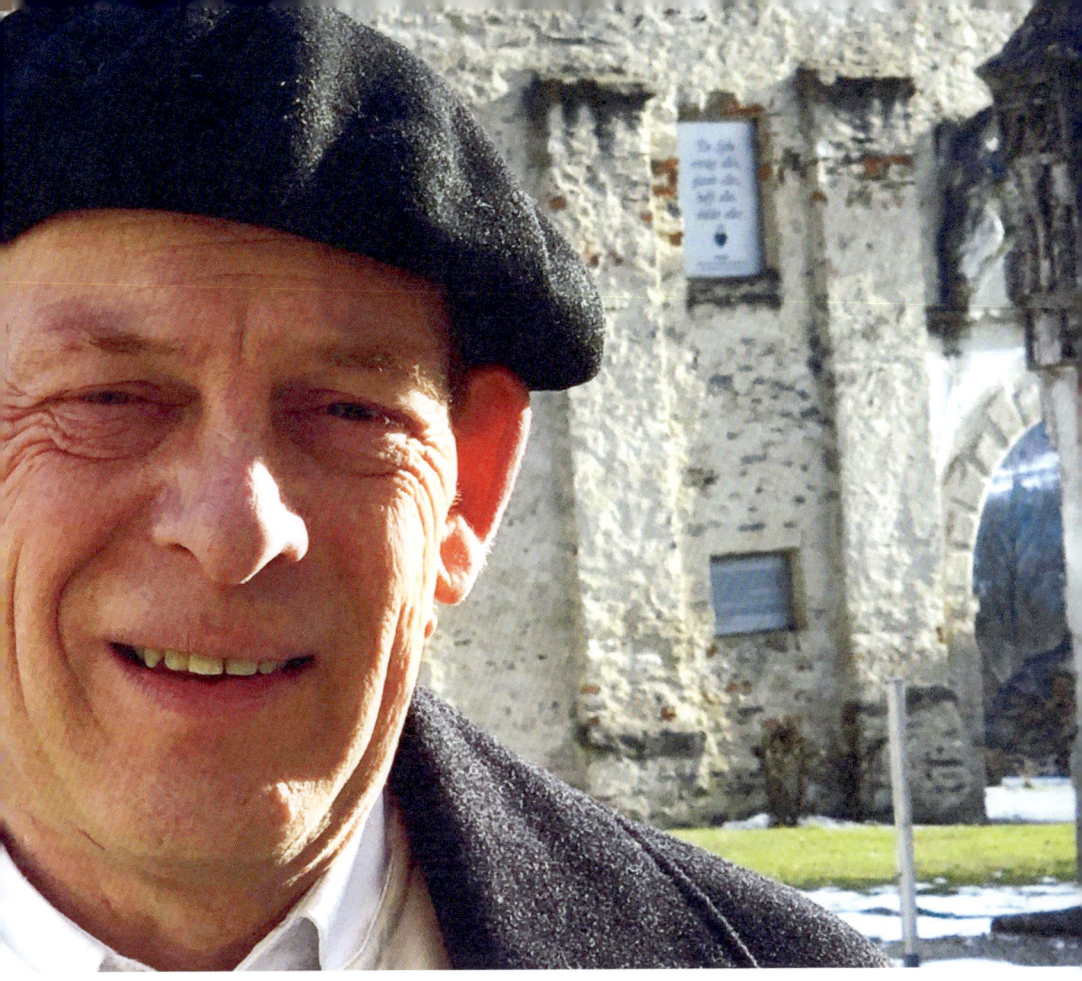

um suchende Menschen, kommen nicht zum Abnehmen, die kommen zum Aussteigen. Die Leute sagen zwar, ich faste für Körper, Geist und Seele. Ich frage aber: Warum zählt ihr immer zuerst den Körper auf, dann kommen doch Seele und Geist zu kurz. Sie kommen zwischen 40 und 50. Sie kommen mit dem Begriff Entschleunigen. Sie kommen ins „Haus der Stille", weil sie abschalten wollen. Sie kommen nicht wegen ihres Körpers. Sie kommen zu den Vorträgen über das Thema Loslassen.

Ihre Vorträge nennen Sie „Impuls"?
Ja, ich predige nur 15 Minuten. Und erzähle Geschichten, die den Menschen in den Moment katapultieren. Das Gegenwärtige ist Leben. Weil wir den Moment wiederbekommen. Man kann sich nichts Schöneres wünschen als Erlebnisse. In diesem Begriff steckt Leben. Und das muss man begreifen. Und beim Greifen ist Loslassen gut. Es ist also an der Zeit, um

Loslassen zu lernen. Ich sage den Leuten: „Sie haben eine Viertelstunde Zeit, haben einen Bleistift eine Schere, und nehmen sie sich das, was wesentlich ist." Und sie merken schnell: Mit der Schere kann man Dinge entfernen die nicht so wichtig sind. Man schneidet das „Los" weg. Das „Lassen" bleibt übrig. Der Impuls: Nehmt euch Zeit für das Lassen.

Ideal dafür ist ja der Mittwoch in Pernegg, der Tag der Stille.
In den strengeren Klöstern wurde früher nicht gesprochen. Das mache ich mit den Menschen hier auch. Wir gehen durch den Kreuzgang, wir reden einfach mal kein Wort. Die gehen brav mit und fangen in diesem Moment an zu schauen. Wenn sie reden, haben sie die Kunstwerke nicht gesehen. Bleiben im Alltagsgeschwätz verhaftet. Am Tag der Stille wächst in einem eine Ruhe, mit der man nicht rechnet. Aus dem üblichen Leben heraus, hier in Pernegg, im Kloster, in der Stille, ist man nämlich ganz bei sich. Man kommt zum Abschalten, hat nichts mit anderen Dingen zu tun. Und plötzlich fassen sie sich selbst an die Nase, tupfen drauf, sagen: Das bin ich. Das bin ich jetzt. Das bin ich in diesem Moment.

Studien zeigen, spirituelle Menschen sind glücklicher, leben länger. Egal ob sie meditieren oder beten. Der Parasympathikus, unser Nerv der Ruhe wird aktiviert, wir regenerieren.
Ja. In der Stille abschaltend, im Moment ankommend, sich an seine Nase tupfend, wird der Mensch offen. Das ist Glück. Klar, da kommen manchmal auch die Tränen. Das ist gut, das gehört zur Reinigung dazu. Die Fastenden hier sagen: Das hat mir gutgetan. Spirituell... Ich wollte so was gar nicht, aber es hat echt gutgetan. Wir sind so verklebt in vielen Dingen, wir müssen das Atemholen von Neuem lernen, das Leben von Neuem spüren.

Sie bieten Seelsorge für alle.
Ja, eine außerordentliche Seelsorge. Menschen kennenlernen ist wunderbar. Es ist anders, als wenn man nur die Messe liest. Das spricht sich hier herum. Der Pfarrer Sebastian ist für den Menschen da. Der hat Zeit, der sagt, wir gehen spazieren. Wir kommen im Gespräch zusammen. Gemeinsam entdecken wir das Spirituelle, das Geistige. Ich sage immer wieder: Vergesst nicht eure Seele, die lebt auch noch. Die braucht nicht zu fasten, die braucht nur eine neue Nahrung, das ist die Freude, und dann ist die Seele überglücklich.

Was bringt Freude in die Seele?
Das Aussteigen aus dem Üblichen. Oft reicht ein Tag. Man glaubt nicht, wie schnell die Kraft wiederkommt. Man muss sich nur öffnen. Nimm den

Wohnzimmerschrank. Brauche ich etwas, muss ich ihn öffnen. Erst einmal öffnen, ich muss zum Öffnen kommen. Dafür brauche ich also Zeit. Nimm Dir Zeit. Das Wiederentdecken. Das Wiederöffnen. Wenn der Mensch sich für etwas öffnet, braucht er Zeit. Dafür ist es gut, wenn er aussteigt.

Idealerweise ist doch die Fastenzeit lang?

Nehmen wir die Rheinländer, die sind ja Ver-rückte. Bis Aschermittwoch, und dann kommt die Fastenzeit. Das heißt, jetzt legst Du Deine Maske ab, die hat man früher sogar verbrannt. Jetzt bist Du das, ohne Maske, Du selbst, 40 Tage lang. Ab in die Wüste. Mach die Türe zu. Bleib bei Dir, komm zu Dir. Und dann, dann feiern wir Leben, dann feiern wir Ostern, dann stehen wir wieder auf. Bitte auch sechs Wochen Ostern feiern. Das Leben feiern.

Sechs Wochen wären magisch?

Wir müssen ja auch sechs Wochen trauern können. Meine Seele, die braucht die Zeit dafür, mein Körper braucht das nicht. Das gleiche gilt für das Aussteigen. Wir brauchen endlich mal eine Phase, die länger dauert als nur einen Moment, die Seele freut sich. So, jetzt bin ich an der Reihe, jetzt hole ich mir das, was ich verloren habe. Die Leute müssen Pausen machen. Nicht eine halbe Stunde. Sondern Tür auf, raus, Tür zu. Und dazwischen liegen sechs Wochen Wüste. Idealerweise. Der Wiener ist aber auch schon glücklich, wenn er einen Tag hier bei uns im Waldviertel ist und umkehrt.

Was bringt Freude in Ihre Seele?

In Wien im Kaffeehaus sitzen. Das ist für mich Entspannung. Einen Ort besuchen, dann erlebt man wieder. Einen Kaffeeeeeeee trinken tut der Österreicher. Der lässt sich Zeit dafür. Genauso wie der Italiener für seinen Espresso. Das kommt nicht von Schnelligkeit, sondern von esprimere, aus-drücken, da steckt Gefühl drin. Wo hole ich die Zeit her? Wir haben sie.

Pater Sebastian, bitte geben Sie uns noch einen kleinen Impuls.

Suche die Quelle Deiner Energie. Frag Dich, was fällt Dir zu, was fällt Dir ein? Setz Dich dafür auf einen Stuhl und schau einfach in die Natur. Schau mal in das Weite. Dann pack Dich mal an der eigenen Nase. Zeigefinger langsam auf die Nasenspitze setzen. Was ist das für ein Moment? Wir ver-gessen alles. Wir können uns nur darauf konzentrieren, dass der Finger auf der Nasenspitze ankommt. Und dann spüre, sehe, weiß ich: Das bin Ich. Wir haben immer nur zu liefern, zu geben. Wir müssen aber überlegen, wo die Energie dafür herkommt. Die eigene Kraft. Wenn wir das erkennen, können wir einen glücklichen Menschen sehen.

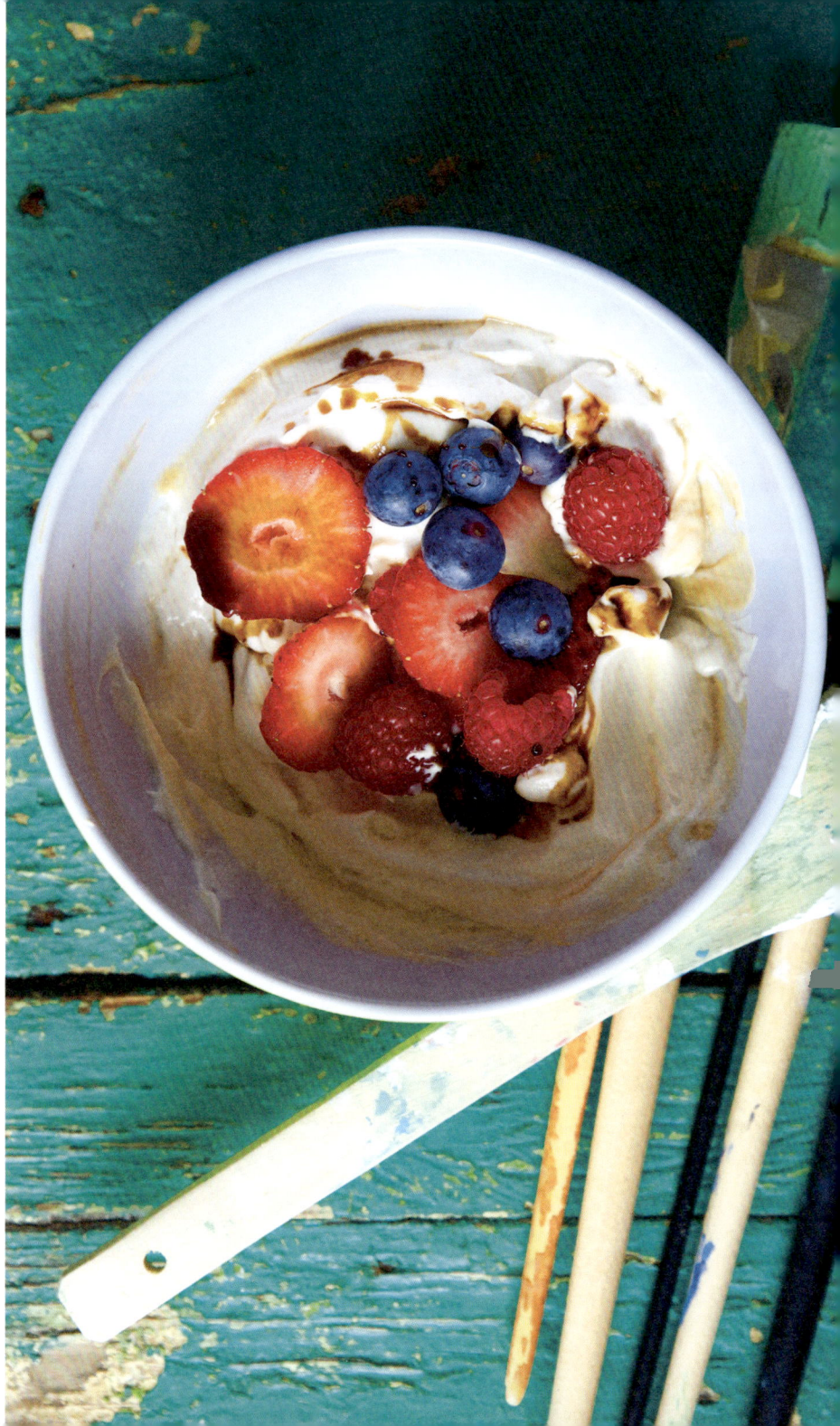

BUNTE SWITCH REZEPTE

MAGISCHE GERICHTE

VOM BEERENTOFU BIS ZUM SWITCHEL

MAGISCHE SWITCH-WOCHE

Hat man sich erst einmal vorgenommen: Jetzt geht's los!, wird's einfach. Sehr einfach. Denn wo ein Wille ist, da ist ein Switch.

EIN BISSCHEN PLANEN

Klar, erst mal muss man sich ein bisschen vorbereiten. Auch **mental.** Man muss erst einmal wissen, wann kann, wann möchte ich starten. Es muss gewährleistet sein, dass man in dieser Woche genug Zeit für sich hat. Diese große Chance nutzt, sich selbst in den Mittelpunkt zu stellen. Und dann darf man noch die Vorfreude zum Glühen bringen: Endlich lass ich los, ernte ich Kraft für meine Seele und Medizin für meinen Körper. Im Übrigen sollte man sich schon auch genau überlegen, wem man das erzählt. Es gibt viel zu viele Flammenersticker. Ich erzähl's nur Doris.

Und es ist nie schlecht, mit seinem **Arzt** über das Vorhaben zu sprechen, und ihn dann in vier Wochen mit besseren Blutwerten zu verblüffen. Ja, unsere Switch-Woche wirkt nachhaltig. Sie verändert etwas im Leben. Es geht gesünder weiter.

Freilich darf man vorab auch noch in die **Apotheke** gehen, sich ein paar der Fastenhelfer holen wie Brennnessel- und Zinnkrauttee, Basentabletten, Basenbad, eventuell ein Einlauf-Gerät, Rescue-Tropfen, Schüssler-Salze 7 & 9. Weiterhin braucht man eine Wärmflasche, Trockenbürsten, ein Ölzieh-Öl (z.B. Sesam, Sonnenblume oder Kokos). Auch wichtig: Sportklamotten für draußen und drinnen. Wanderschuhe.

Dann macht man sich eine **Einkaufsliste** und besorgt die Zutaten für die beiden Fastentage, für die Switch-Basenbrühe, für den Sirtuin-Smoothie und Sauerkrautsaft, Zitronen, Ingwer und Not-Honig. Und eventuell kauft man schon für die nächsten Tage mit ein. Man darf sich für die fünf Basentage rauspicken, was man gerne essen möchte. Ein Frühstück, eines unserer To-go-Gerichte (Seite 100), das man auch gut mitnehmen kann oder eines von unseren „Daheims" (Seite 90), die man lieber gemütlich zu Hause isst. Vorher gibt's einen großen Rohkostsalat mit Nüssen, Kernen oder Samen. Die Vinaigrette besteht aus Zitrone, Apfelessig, Leinöl, Olivenöl und/oder Traubenkernöl, das Rezept steht auf Seite 77. All die Zutaten sollte man daheim haben oder mit auf die Einkaufsliste nehmen. Wichtig ist, dass man für die Switch-Basenfasten-Brühe und den Sirtuin-Smoothie immer Zutaten zu Hause hat. Wichtig ist natürlich auch, dass genug Wasser zu Hause ist. Das man gerne vitalisieren darf (siehe Getränke Seite 78) oder mit einem guten Kräutertee veredelt.

WISSEN UM DAS BASEN-AUTOPHAGIE-FASTEN

Das Besondere an dieser Woche ist, dass man mit den beiden Basis-Fas-
tentagen am Anfang schon den Stoffwechsel verändert. Binnen dieser 48
Stunden aus der Insulinfalle (Heißhunger, Fettabbaustopp) kommt. Freilich
haben wir Autophagie pur, die wir auch in den folgenden fünf Tagen am
Lodern halten. An den beiden Fastentagen gehen wir gemütlich spazieren.
Machen ein sanftes Ausdauertraining. Und während des Basenfastens
legen wir gerne einen Gang zu. Bauen drei Aktiv-Einheiten in den Tag ein.
Morgens wird **aktiv erwacht** (Seite 124). Dann 10 000 Schritte gesammelt.
Am Abend kann man noch ein kleines Training für den Kopf einlegen (Seite
140) oder switcht auf meine Seite: **www.switchdurchfasten.com**, loggt
sich mit dem Code **007fastenFit** ein und pickt sich das Video raus, mit
dem man seinen Körper heute noch verwöhnen möchte. Mit Bewegung
versteht sich.
Bitte die **Überblicks-Tage** auf den folgenden Seiten lesen. Während wir
basenfasten ist Folgendes wichtig: Wir bauen das Intervallfasten-Element
16:8 ein. Frühstücken gut (Seite 80). Wir genießen unser Mittagessen um
14 oder 15 Uhr (To-gos oder Daheims), mit einem großen Rohkostsalat, der
Switch-Vinaigrette (Seite 77) dazu. Und löffeln abends nur eine Basenbrühe
mit viel frischen Kräutern. Wer will, kann auch das Frühstück weglassen.
Wir bleiben in der Autophagie. Ganz besonders, weil wir in unsere Rezepte
auch noch das Sirtfood (Seite 68) einbauen. Also die Lebensmittel, die die
Autophagie fördern, während wir sie essen.

BASENFASTEN HEISST: Wir essen zu 95 Prozent Lebensmittel, die unseren
Säure-Basen-Haushalt basisch ausrichten. Uns entlasten. Uns entsäuern.
Uns gesund machen. Uns Energie schenken. Und Schönheit :). Das kann,
wer will, gerne mit den pH-Teststreifen prüfen. Praktisch heißt das, wir
essen Gemüse, Gemüse, Gemüse. Versüßen unser Leben mit Obst und
auch Bio-Trockenfrüchten. Wir essen hauptsächlich Pseudogetreide wie
Buchweizen, Amaranth, Quinoa, Hirse. Weizen lassen wir weg. Wir minimieren Gluten – Dinkel und auch Haferflocken sind in kleinen Portionen
erlaubt. Wir achten auf gute pflanzliche Öle, Nüsse und Samen. Tabu sind
Zucker, Weißmehl, Fertigprodukte, Softdrinks und Alkohol. Wir salzen
nur wenig. Und wir lassen tierische Lebensmittel in dieser Zeit weg. Das
macht satt? Freilich. Das schmeckt? Logisch. Die wundervollen Rezepte
auf den folgenden Seiten tüftelte die bekannte Kochbuchautorin Susann
Kreihe aus, sie arbeitet unter anderem auch für den Starkoch Johann Lafer.

DEIN HEILFASTEN-TAG

Am Wochenende kann man das Fasten wunderbar in den Alltag schmiegen, man muss nur schauen, dass ein großer Fastenbrühe-Vorrat da ist. Und keine Langweile aufkommt, die einen an den Kühlschrank treibt. Die Rezepte und Anleitungen für Anwendungen und Bewegung findet Ihr selbstverständlich in diesem Buch. So sieht ein guter Tag aus:

DER SWITCH ICH-HAB-FREI-FASTENTAG

+ Zungenschaben und Ölziehen kombinieren mit der Bürstenmassage
+ Heilerde-Drink (1 EL auf 1 Glas Wasser) schluckweise trinken
+ 0,4 l Brennnessel oder Zinnkraut-Tee aufbrühen
+ Ein Glas Wasser mit dem Saft einer Zitrone trinken
+ Und nun eine Runde Aktives Erwachen (Seite 124)
+ Schrittzähler umschnallen, für 6000 Schritte ab an die frische Luft Nüchtern eine kleine Runde Powerwalken oder Laufen, man mutiert zum fettverbrennenden Stoffwechseltier (Seite 132)
+ Duschen
+ Zum Frühstück gibt's Switch-Fastenbrühe oder Sirtuin-Smoothie
+ Eine Thermoskanne heißes Wasser zubereiten – mit oder ohne Ingwer
+ Wohlfühlklamotten anziehen
+ Mittags: Fastenbrühe, die kann man über den Tag verteilt trinken, so viel wie man mag – keine Begrenzung
+ Dann ist Zeit für den Leberwickel und ein kleines Mittagsschläfchen
+ Das tun, was Dir guttut
+ Dich und die Welt entdecken, am besten im Laufschritt: 10000 Schritte
+ Entspannen im Basenbad – um über die Haut zu entgiften
+ Abends Fastensuppe löffeln
+ Switch-Tagebuch ausfüllen
+ Vor Mitternacht ins Bett, am besten um 22 Uhr

GUT SCHLAFEN!

An beiden Tagen in den Spiegel lächeln und sich loben, gleich in der Früh.

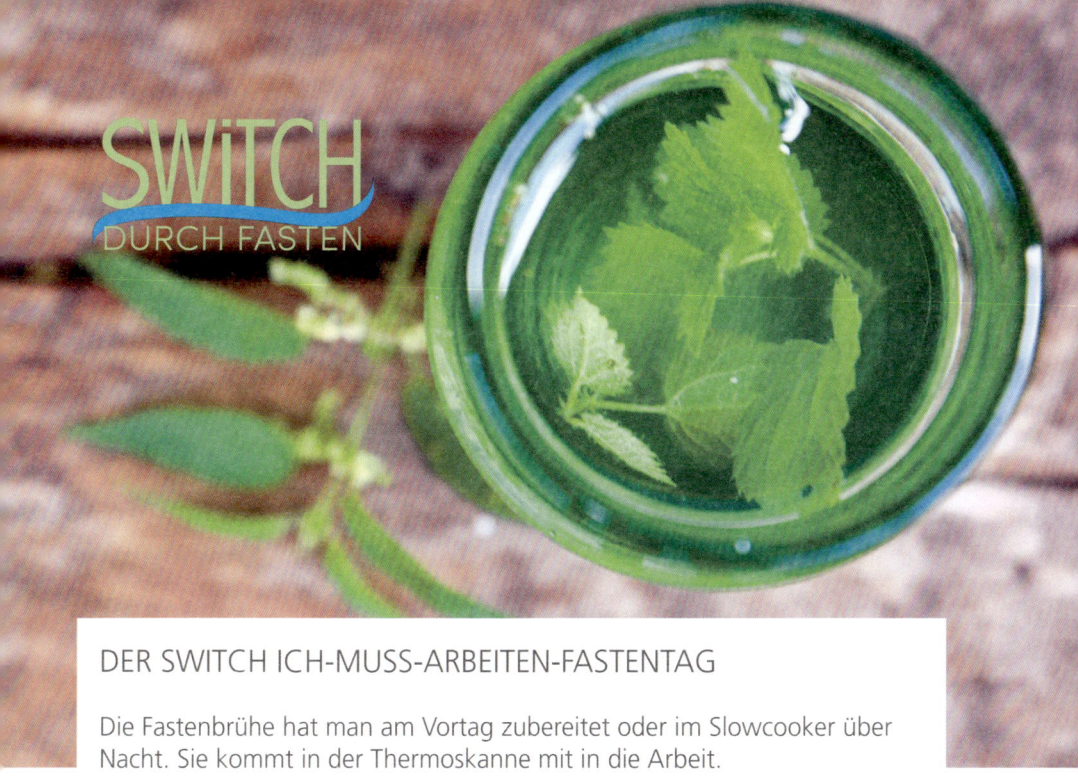

DER SWITCH ICH-MUSS-ARBEITEN-FASTENTAG

Die Fastenbrühe hat man am Vortag zubereitet oder im Slowcooker über Nacht. Sie kommt in der Thermoskanne mit in die Arbeit.

- ✦ Zungenschaben und Ölziehen kombiniert mit Bürstenmassage
- ✦ Heilerde-Drink (1 EL auf 1 Glas Wasser) schluckweise trinken
- ✦ 0,4 l Brennnessel oder Zinnkraut-Tee aufbrühen
- ✦ Ein Glas Wasser mit dem Saft einer Zitrone trinken
- ✦ Aktiv Erwachen
- ✦ Duschen, Anleitung braucht Ihr nicht
- ✦ Zum Frühstück gibt's Switch-Fastenbrühe oder Sirtuin-Smoothie
- ✦ Heißes Wasser mit oder ohne Ingwer für den Tag zubereiten
- ✦ Switch-Fastenbrühe für mittags in der Thermoskanne mitnehmen
- ✦ Den ganzen Tag über viel trinken
- ✦ Gehirn-Akrobatik-Übungen in den Büroalltag einbauen
- ✦ Fastenbrühe über den Tag verteilt trinken, so viel wie man mag
  – keine Begrenzung
- ✦ Nach der Arbeit eine Aktiv-Einheit einbauen: Walken oder Laufen, Wirbelsäulengymnastik, Faszientraining (Videos: switchdurchfasten.com)
- ✦ Abends Fastensuppe löffeln, das Switch-Tagebuch ausfüllen
- ✦ Leberwickel am Abend, lässt einen wundervoll einschlafen
- ✦ Vor Mitternacht ins Bett, am besten um 22 Uhr

GUT SCHLAFEN!

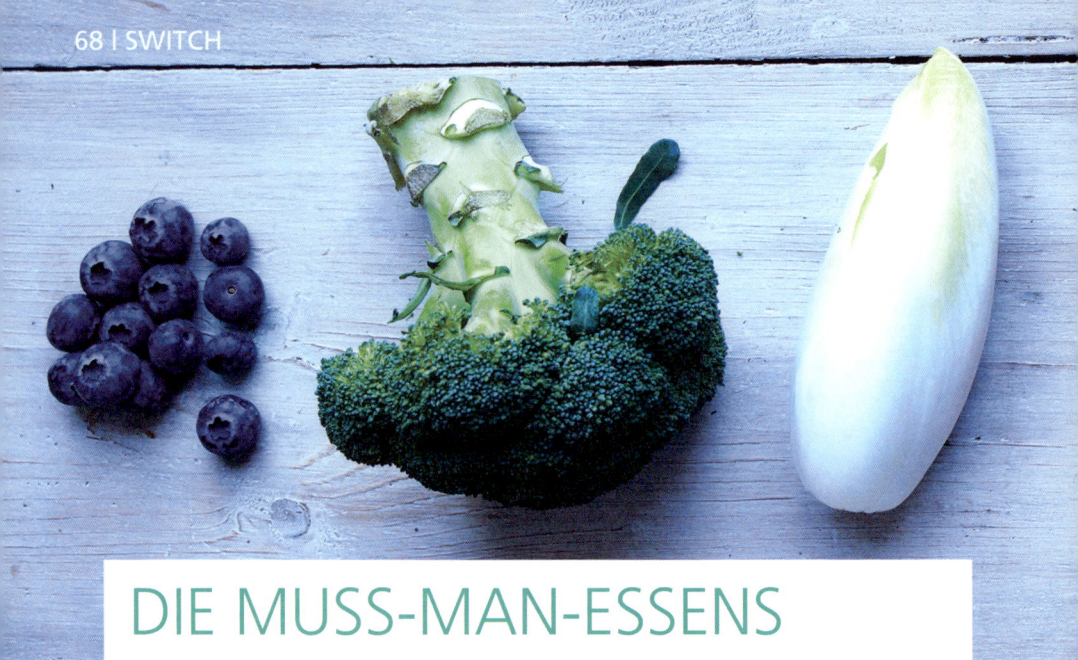

DIE MUSS-MAN-ESSENS

SIRTFOOD ist der neudeutsche Begriff für Lebensmittel, die im Körper
die Bildung von Sirtuinen anregen. Sirtfoods sind Lebensmittel, die über
epigenetische Mechanismen eine Gruppe von Enzymen (Sirtuine) aktivieren, die in der Zelle selbst arbeiten, die die Fetteinlagerung drosseln, die
Fettverbrennung stimulieren, Muskeln aufbauen, die Zellen reparieren und
verjüngen, den Zellmüll abbauen. Sprich: die Autophagie anregen. Wir
nehmen ab, werden täglich jünger – und bauen einen wundervollen Schutz
gegen Krankheiten auf. Diese Enzyme schützen vor Adipositas, Diabetes,
Krebs, Alzheimer, Depression, und sie verlängern das Leben. Sie aktivieren
das weiße Fettgewebe dazu, wie das braune Fettgewebe Energie zu ver-
brauchen (Browning-Effekt), sie bauen Insulinresistenz ab, sie regeln über
den Hypothalamus unsere Energie und den Appetit, über die Satellitenzel-
len fördern sie den Muskelaufbau, sie aktivieren die knochenaufbauenden
Osteoblasten, sie wirken antiinflammatorisch. Sie helfen uns abzunehmen
und gesund zu bleiben. In der Zeit, in der man nicht fastet, kann man also
den Fastenmodus aufrecht erhalten. Mit Sirtfoods. Also Lebensmittel,
welche mit Stoffen wie Spermidin die Enzyme namens Sirtuine im Körper
anregen, all ihre heilsamen, verjüngenden Wirkungen in der Zelle auszu-
führen. Diese Lebensmittel sollten wir täglich in großen Mengen genießen.

Superlieferanten: Olivenöl, Kakao, Buchweizen, Walnüsse, Wildkräuter,
Rucola, Kapern, Grünkohl, Chicorée, Brokkoli, Beeren, Zwiebeln, Petersilie,
Liebstöckel, Chili, Kurkuma, Grüner Tee, Kaffee, Datteln, Weintrauben.

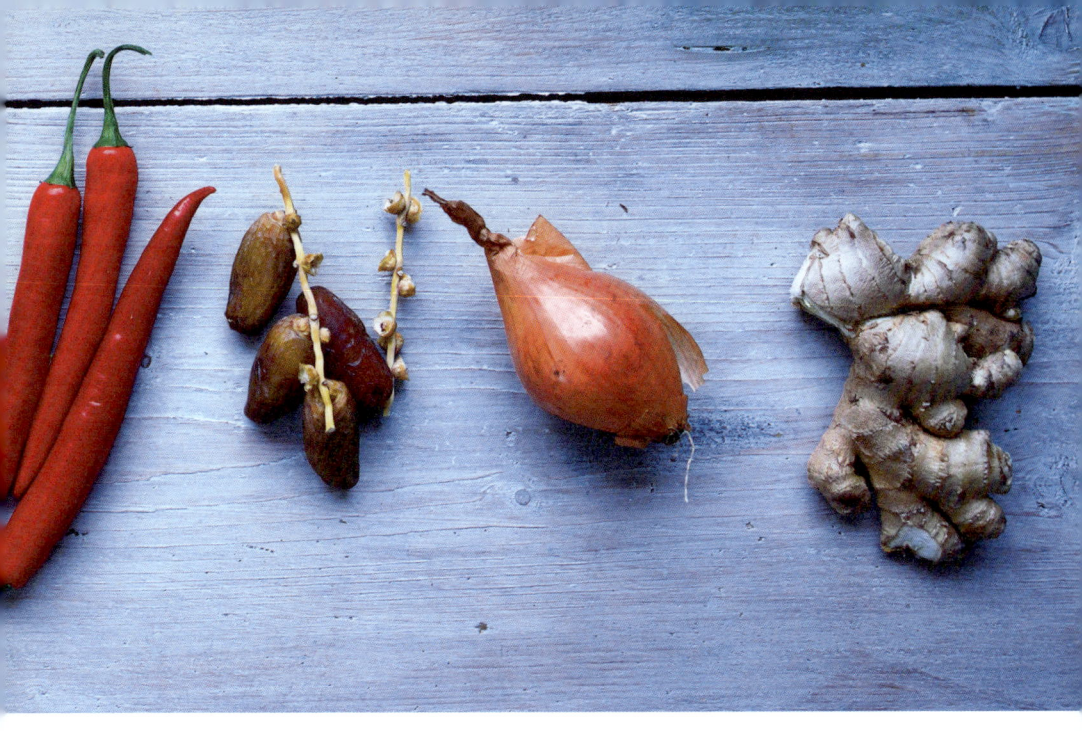

BEEREN Die Heidelbeere, die Königin unter den Beeren, regt die Autophagie an. Kurbelt die Fettverbrennung an, kräftigt das Immunsystem, bremst das Altern, hält das Hirn fit, schützt vor Krebs, macht potent. Auch die gehören in die Switch-Küche: Erdbeeren, Himbeeren, Brombeeren, Johannisbeeren, Stachelbeeren. Für Abwechslung sorgen Acai, Aronia, Camu-Camu, Goji, Cranberry, Berberitze und Acerola.

BROKKOLI beugt Krebs vor, hindert Metastasen am Wachsen, kurbelt die Leberentgiftungsenzyme an, schützt Gehirn und Sehkraft, reguliert den Blutzucker. Idealerweise roh. Seine Glucosinolate hindern den Krebs am Ausbreiten, regen unseren Körper nämlich an, den Krebshemmstoff Indol-3-Carbinol zu bilden. Auch sein Sulforaphan wirkt Krebs entgegen. Unbedingt auch Brokkolisprossen genießen, die haben 100 mal so viel Sulforaphan. Und natürlich auch alle anderen Kohlsorten auf den Plan setzen.

KARFIOL Auch sein Senfölglycosid regt die Müllbeseitigung im Körper an, ohne mit Kalorien, Fett und Kohlenhydraten den Körper zu belasten.

BUCHWEIZEN Idealer Getreideersatz. Frei von Gluten und Lektinen. Liefert hochwertiges Eiweiß, senkt den Blutzucker, schützt Leber, Hirn und Herz. In der Basen-Küche tun sie Hervorragendes, wenn man sie vorher keimt. In Salat, Bratlingen, Brot, Müslis.

CHICORÉE Liefert Bitterstoffe, die die Autophagie anregen. Und er steht hier als Vertreter für präbiotikareiche Lebensmittel. Sie liefern nicht verdaubare Kohlenhydrate, wie z.B. Inulin. Das steckt in Topinambur, Pastinaken, Chicorée, Artischocken, Schwarzwurzeln. Wir brauchen Präbiotika, weil sonst die guten Darmbakterien verhungern. Sie sorgen für ein optimales Darmmillieu.

CHILI Mit seinem Capsaicin erhöht er den Stoffwechsel um 25 Prozent. Ein wunderbarer Aktivator der Fettverbrennung. Und: Er lockt Endorphine, die uns glücklich machen.

DATTELN Liefern viel schnelle Energie und Nervenstoff in Form von Magnesium und B-Vitaminen, versorgen das Herz mit viel Kalium und unser Blut mit Eisen. Die Dattel sorgt seit 4000 Jahren für eine wirkungsvolle Verjüngungskur. Mit Tryptophan. Diese Aminosäure hilft seit jeher den Arabern beim Einschlafen. Süßt abends die Mandelmilch mit Kurkuma. Morgens den Smoothie mit Sirtfood.

GRAPEFRUIT Grapefruits sind Vitamin-C-Bomben und stärken die Immunabwehr. Vor dem Essen genossen regulieren sie den Blutzucker der Mahlzeit runter. Dass sie sich mit manchen Medikamenten nicht vertragen, ist nicht neu. Weshalb es sich lohnt, auf den Beipackzettel von Medikamenten zu schauen oder das Ganze mit dem Arzt oder Apotheker zu besprechen. Neu ist aber: Besonders der Extrakt aus den Grapefruitkernen und aus den weißen Fruchtwänden ist gesund. Ihre Bioflavonoide und antioxidativen Eigenschaften schützen vor freien Radikalen (alt machendem oxidativem Stress) und halten so die Zellen jung.

GRÜNER TEE Einer der potentesten Autophagie-Anreger. Sein Geheimnis: Eine hohe Konzentration an Polyphenolen, die auch als Antioxidans wirken.

KAFFEE Zankapfel der Fastenleiter. Darf man oder darf man nicht? Schließlich macht er den Körper sauer. Die modernen Intervallfasten-Experten wissen um seine starke Autophagie-Wirkung und erlauben ihn.

KAKAO macht das Leben süß. Den darf man ruhig in Bitterschokolade genießen. Mit mehr als 85 Prozent Kakao-Anteil. Nach der Switchwoche.

KURKUMA verbringt seine Wunder im Curry, und wir sollten auch pur viel mehr mit ihm würzen. Er stärkt das Immunsystem, regt die Fettverbrennung an, schützt das Gehirn, das Herz und uns vor Krebs.

KOHL Der potenteste unter den Sirtfoods. Zusammen mit je einer Handvoll Rucola, Petersilie, Liebstöckel und 1/2 TL Matcha ein so richtig wirkungsvoller Autophagie-Smoothie.

LIEBSTÖCKEL erlebt als Autophagieförderer ein Comeback. Das Kräutlein unserer Großmutter schmeckt wie Maggi und ist schon deshalb lebensverlängernd, man muss nicht mehr zur Flasche greifen...

MICRO GREENS nennt man die jungen Austriebe von Radieschen, Rucola, Basilikum, Brokkoli, Fenchel, Roter Rübe, Koriander und Senfsamen. Wir wissen ja, wie gesund Sprossen sind, und die Mini-Grüns sind gesünder. Weil die junge Pflanze viermal so viele Vitamine, Mineral- und Biostoffe in sich konzentriert als ihre großen Brüder und Schwestern.

OLIVENÖL besteht zu 75 Prozent aus der einfach ungesättigten Ölsäure. Die verschont die Fettdepots und schützt das Herz. Hochwertig (extra vergine) zügelt es den Appetit. Schlank-Tipp: vor dem Essen genießen. Noch mehr pflanzliche Fit-Fette: Arganöl, Macadamia-, Sesam-, Wal- und Haselnussöl. Nur sanft erhitzen, um das Beste darin zu erhalten.

ROTWEIN macht uns mit Resveratol gesünder und glücklicher. Ein Gläschen darf man gerne trinken. Nach der Switch-Woche. In dieser Zeit darf die Leber sich mit erholen.

WALNÜSSE mischen multiaktiv mit im Sirtuin-Geschehen. Halten schlank, schützen das Herz, machen uns glücklich. Drei große Walnüsse dürfen täglich auf der Switch-Liste stehen.

ROTE ZWIEBELN Ihr hoher Gehalt an Isoalliin, einer Schwefelverbindung, beschleunigt über Hormone den Fettabbau. Sie gehört zu den Top-Spermidin-Lieferanten.

ZITRONE wirkt basisch im Körper, obwohl sie sauer ist. Sie stärkt mit Vitamin C und Flavonoiden das Immunsystem und stellt den Stoffwechsel auf flott um, auch die Selbstverdauung des Zellmülls. Weil sie den Zahnschmelz angreift, bitte verdünnt genießen, mit lauwarmem Wasser nachspülen (eventuell sogar Ölziehen).

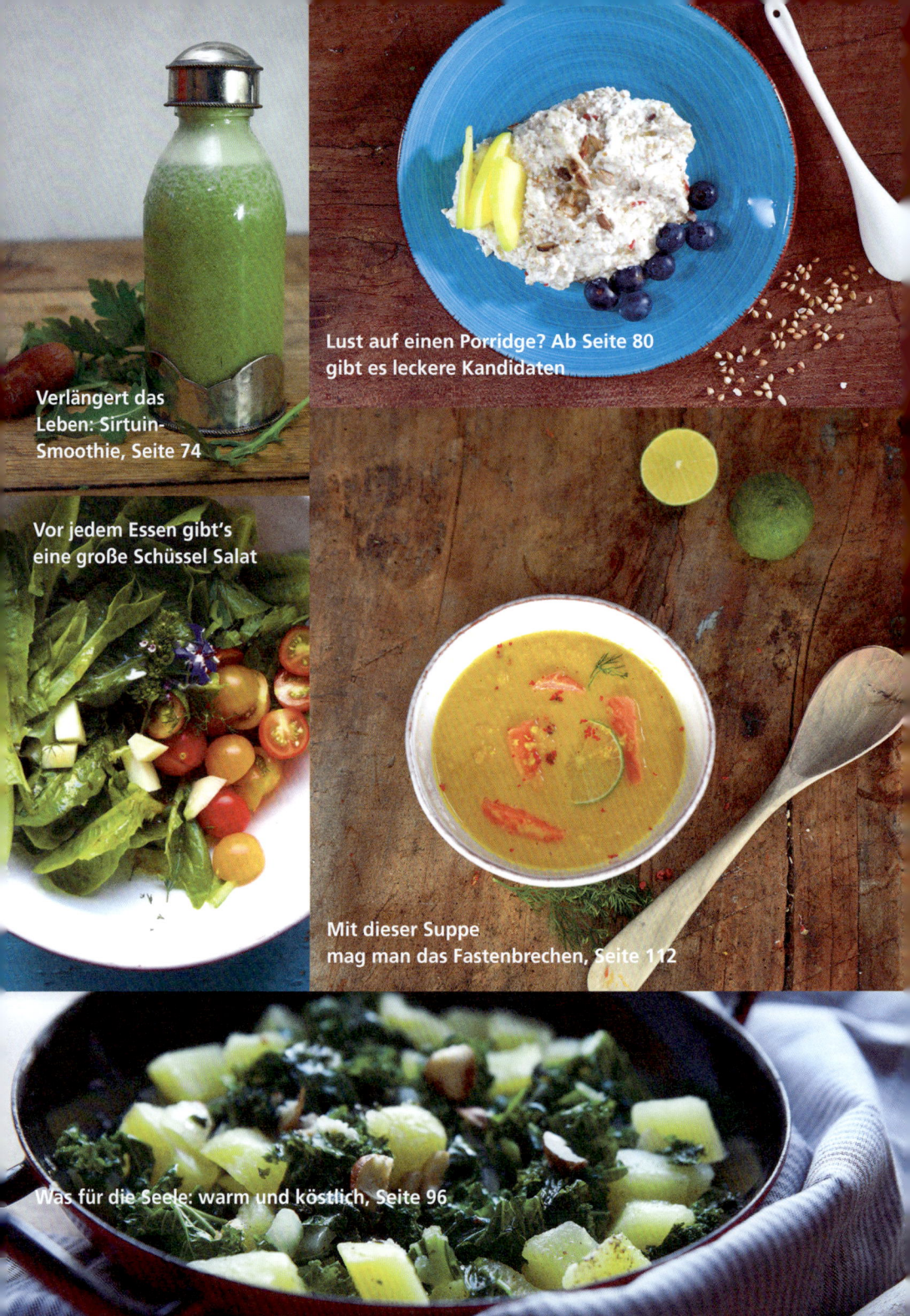

Verlängert das
Leben: Sirtuin-
Smoothie, Seite 74

Lust auf einen Porridge? Ab Seite 80
gibt es leckere Kandidaten

Vor jedem Essen gibt's
eine große Schüssel Salat

Mit dieser Suppe
mag man das Fastenbrechen, Seite 112

Was für die Seele: warm und köstlich, Seite 96

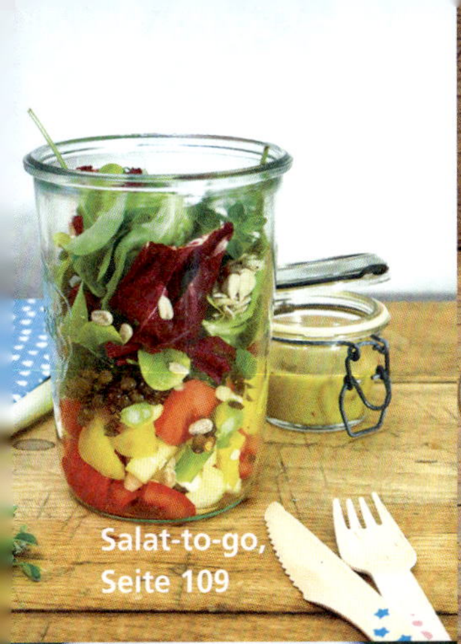

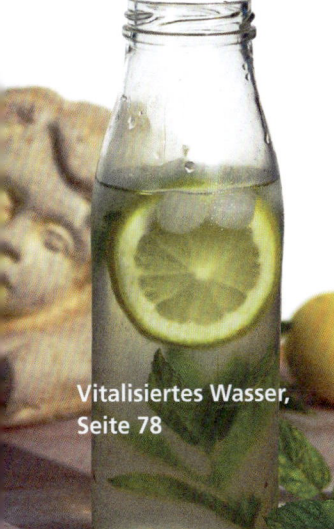

Salat-to-go,
Seite 109

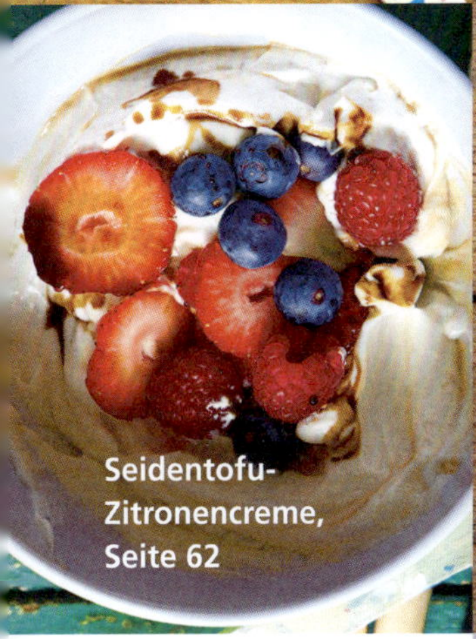

Seidentofu-
Zitronencreme,
Seite 62

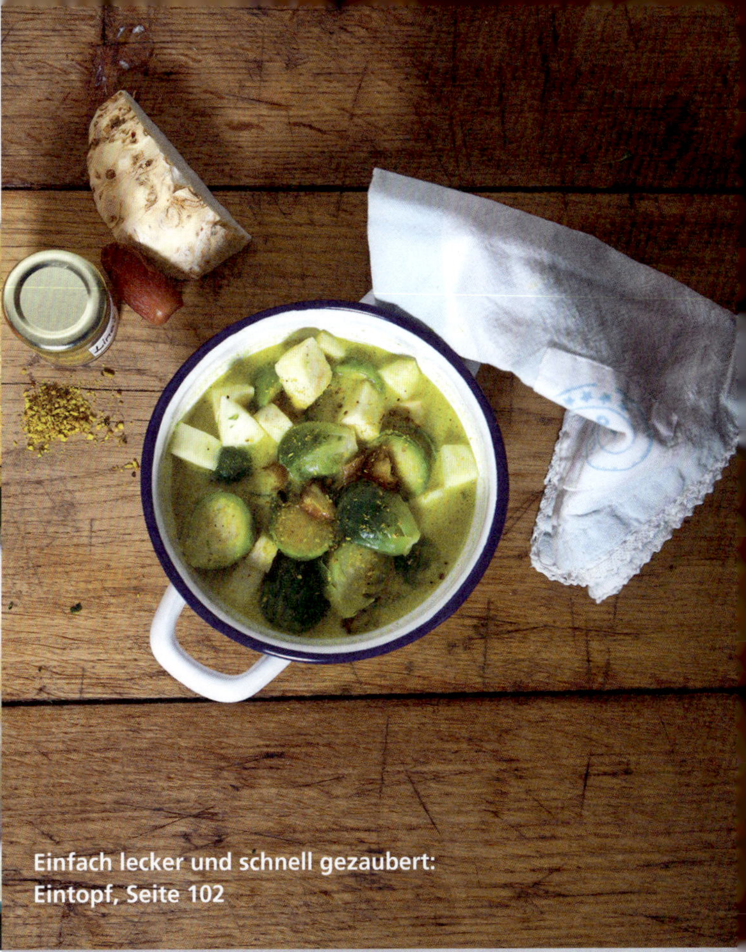

Einfach lecker und schnell gezaubert:
Eintopf, Seite 102

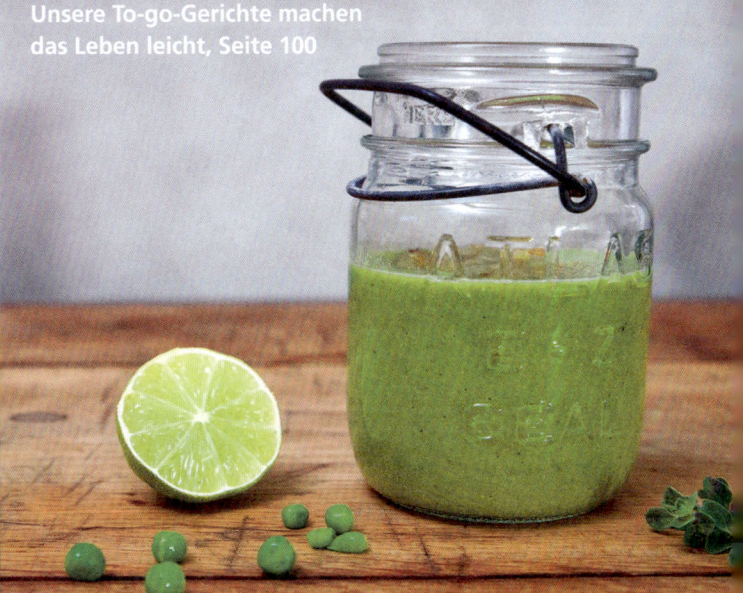

Unsere To-go-Gerichte machen
das Leben leicht, Seite 100

Vitalisiertes Wasser,
Seite 78

DIE SWITCH-EXTRAS

Es gibt ein paar Extras, die braucht man immer wieder für seinen Switch. Die Zutaten unbedingt auf die regelmäßige Einkaufsliste nehmen. Dazu zählen die Basen-Suppe, die wir auch für viele unserer Rezepte gut brauchen können, der Sirtuin-Smoothie, das Switch-Brot.

DIE SWITCH BASENFASTEN-BASIS-SUPPE

Zutaten für etwa 1,5 l

400-500 g frisches biologisches Gemüse (etwa Karotten, gelbe Rüben, Zeller (Knollensellerie), Fenchel, Petersilienwurzel, Pastinaken, Staudensellerie, Zwiebel) | 400 g Erdäpfel (Kartoffeln) | 20-30 g frische Kräuter (etwa Lorbeerblätter, Majoran, Thymian, Liebstöckel, Petersilie) | 2 cm frischer Ingwer | 1 TL Kümmelsamen | 200 g passierte Tomaten | Schnittlauchröllchen, Kresse oder gehackte Petersilie zum Bestreuen | Hefeflocken nach Belieben

ZUBEREITUNG

Das Wurzelgemüse sauber waschen und gründlich bürsten. Mit Schale klein schneiden. Das Selleriegrün mit verwenden. Die Zwiebel ungeschält halbieren. Die Erdäpfel waschen, schälen und kleinschneiden. Das vorbereitete Gemüse mit 2 l kaltem Wasser aufsetzen, Kräuter und Kümmel zugeben. Aufkochen und bei niedriger Temperatur 3 Stunden zugedeckt köcheln lassen. 15 Minuten vor Ende der Kochzeit die passierten Tomaten dazugeben. Brühe abseihen und mit frischen Kräutern bestreut servieren. **WICHTIG:** Weder Salz noch Suppenwürze hinzugeben – macht sofort sauer. Das Gemüse wird nicht weiterverwendet, es ist zur Gänze ausgekocht.

AUF VORRAT

Die Suppe heiß in sterilisierte Schraubgläser füllen, verschließen und abkühlen lassen. Im Kühlschrank etwa 1 Woche haltbar. Oder die Suppe in Gefrierbeutel oder Vorratsdosen füllen und einfrieren. Es lässt sich auch die doppelte Menge zubereiten.

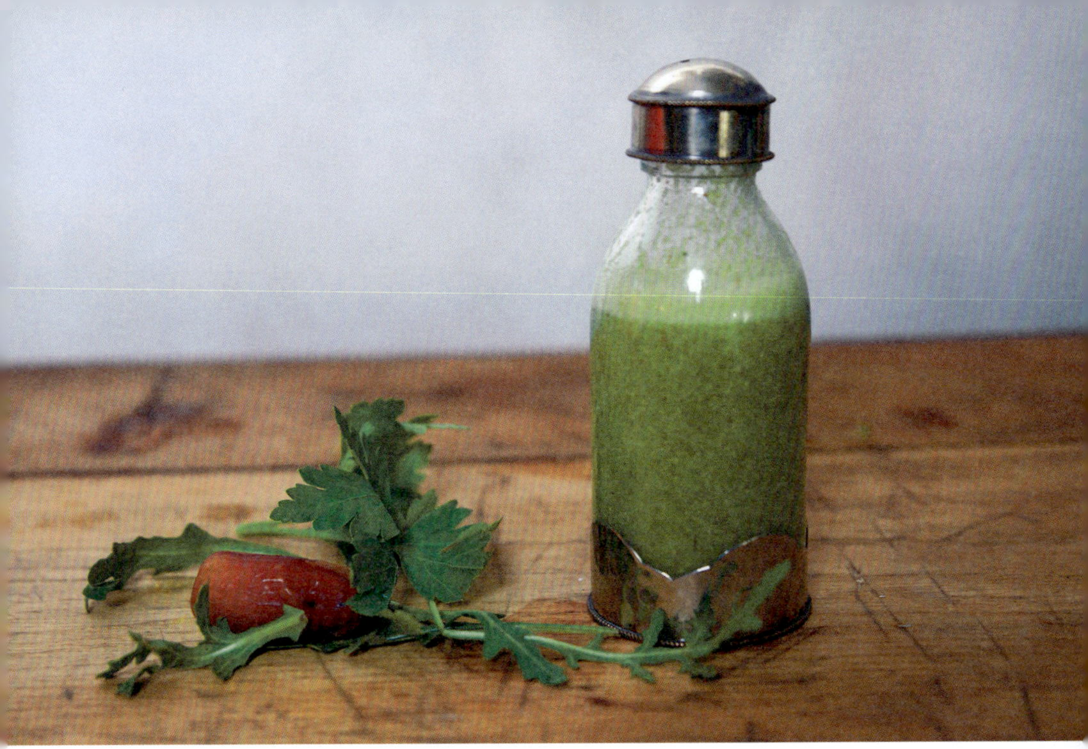

SIRTUIN-SMOOTHIE

Zutaten für 1 Portion
50 g Kohlblätter | 50 g Rucola | 3 Stiele glatte Petersilie und Liebstöckel
(oder auch nur eines von beiden) | 1 Kakaobohne | 1 EL Leinsamen |
1 TL Matcha (fein gemahlener grüner Tee) | 1 bis 2 entsteinte Datteln

ZUBEREITUNG
Die grünen Blätter und die Kräuter waschen und grob zerschneiden.
Zusammen mit der Kakaobohne, dem Leinsamen und Matcha in den
Hochleistungsmixer geben. Etwa 200-250 ml Wasser aufgießen
und 15 Sekunden auf mittlerer Stufe zerkleinern. Anschließend
1 Minute cremig pürieren.

TIPP

Ein sehr herber Smoothie. Für
„Anfänger" empfehle ich,
eine kleine Banane hinzuzufügen.
Falls nötig noch etwas
Flüssigkeit zugeben.

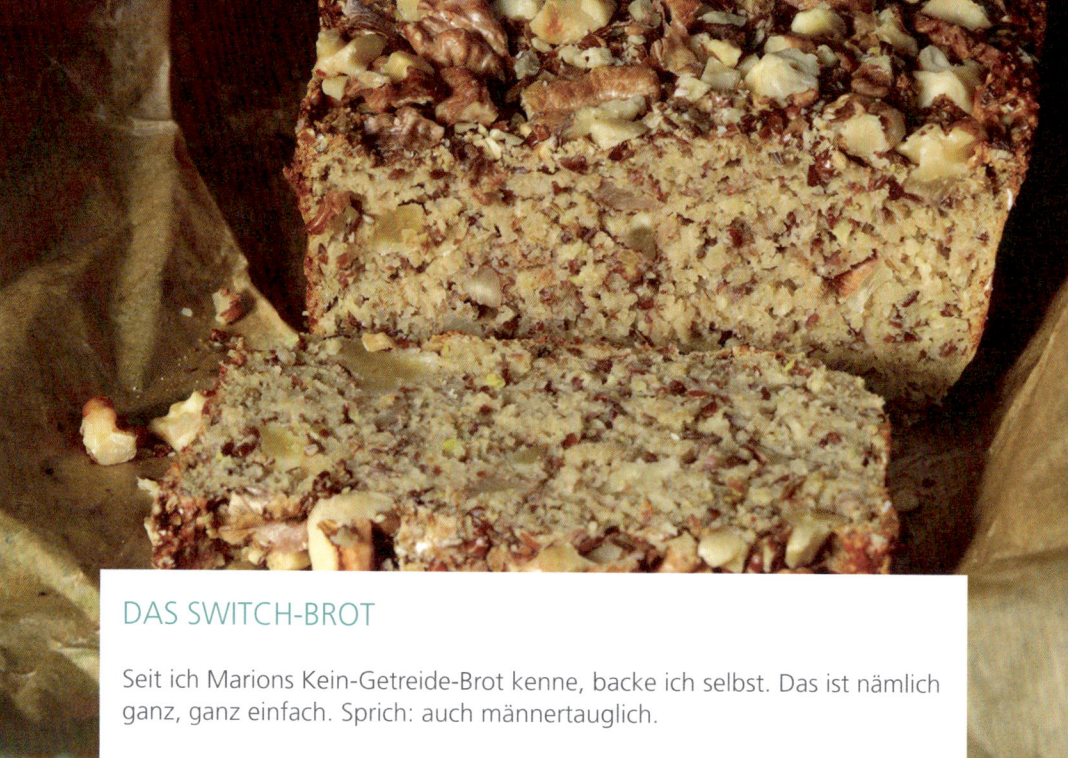

DAS SWITCH-BROT

Seit ich Marions Kein-Getreide-Brot kenne, backe ich selbst. Das ist nämlich ganz, ganz einfach. Sprich: auch männertauglich.

Zutaten für 700 g, ca. 17 Scheiben
100 g Walnusskerne I 150 g Sonnenblumenkerne I 60 g Leinsamenschrot I 150 g Buchweizenflocken I 40 g Hanfmehl I 4 EL Flohsamenschalen I 100 g grob geriebener Spitzkohl I 2 TL Brotgewürz (Kümmel, Anis, Fenchel, Koriander) I 2 EL Olivenöll I 1 TL Meersalz

ZUBEREITUNG Am Vortag ein Backblech mit Backpapier belegen. Die Nüsse und Kerne grob hacken. Einen Teil ganz lassen. Wer will, kann auch einen Teil davon fein mahlen. Ich mag's gern kernig.
Nüsse, Kerne, Leinsamenschrot, Buchweizenflocken, Hanfmehl, Flohsamen-schalen und Spitzkohl in eine Schüssel geben. 350 ml Wasser dazugeben – bis auf einen kleinen Rest, den man vielleicht noch braucht. Oder auch nicht. Das Brotgewürz im Mörser fein zerstoßen und mit dem Öl und dem Salz zum Teig geben. Man kann die Gewürze auch ganz lassen und später nur auf die Rinde streuen.
Den Teig mit bemehlten Händen verkneten. Einen kompakten elastischen Laib formen. Wenn man mag, rundum mit Brotgewürz bestreuen. Auf das Backpapier legen. Mit etwas Backpapier abdecken und über Nacht in den geschlossenen Ofen stellen, damit die Nüsse und Kerne schön quellen. Morgens gleich nach dem Aufstehen den Ofen auf 180 Grad C schalten. Das Brot auf der mittleren Stufe 60 Minuten backen.

TIPP

Marions Brot lässt sich auf
unendlich viele Arten verwandeln.
Andere Nüsse, Kerne
und Flocken verwenden.
Mit den neuen Mehlen (Lupine,
Hanf, Mandel, Kastanie)
experimentieren. Statt Spitzkohl
getrocknete Tomaten, Oliven,
geraspelte Karotte verwenden.

AUF VORRAT

Man kann sich wunderbar eine
Backmischung aus den trockenen
Zutaten mixen. Oder das fertige
Brot in Scheiben schneiden,
einfrieren. Scheibenweise rausholen
und im Toaster auftauen.

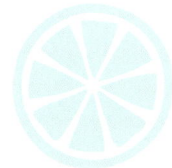

DIE SWITCH-VINAIGRETTE

Vor jedem Essen gibt es in dieser Woche einen großen Salat, den man sich
aus dem, was die Saison hervorbringt, selbst zusammenstellt. Man toppt
das Ganze mit Nüssen, Kernen und Kräutern. Und unserer Vinaigrette.

Zutaten für einen kleinen Vorrat von 300 ml
**100 ml frisch gepresster Zitronensaft oder ein guter Weinessig | 2 TL
mittelscharfer Senf | 1 EL Birkenzucker | 50 ml Traubenkernöl | 150 ml
Olivenöl | ½ TL Meersalz | ¼ TL frischgemahlenen schwarzen Pfeffer**

ZUBEREITUNG Alle Zutaten in ein Schraubglas füllen, das Glas verschließen
und kräftig schütteln. Im Schraubglas im Kühlschrank etwa 1 Woche
haltbar. Einfach mit Nüssen, Kernen und Samen über den täglichen Rohkostsalat geben. Am besten hat man im Kühlschrank schon einen kleinen
vorgeputzten Vorrat an Salatblättern. Dann geht's ganz schnell! Da darf
man noch eine Gelbe Rübe dazuschnippeln, ein paar Pilze, eine Tomate, ein
Stück Gurke, etwas Stangesellerie und was einem sonst noch so aus dem
Gemüsefach entgegen springt. Die frischen Kräuter bitte nicht vergessen.

GETRÄNKE

Viel trinken schwemmt überflüssige Gifte aus dem Körper. 2 bis 3 Liter kohlensäurefreies Wasser unterstützen die Niere. Jeder hat da seine Lieblingsquelle. Oft kommt sie ja ganz gut aus dem Wasserhahn. Bitte nicht aus der Plastikflasche. Man trinkt ein gutes Quellwasser (ohne Kohlensäure). Die besten Quellen sprudeln übrigens oft an einem Kloster. Natürlich darf man das kalt oder heiß trinken, mit Zitrone, Grünem Tee, Kräutertee, Minzeblättchen, Apfel- und Gurkenspalten oder ein paar Ingwerscheiben.

VITALISIERTES WASSER

Wer Limonade durch vitalisiertes Wasser ersetzt, davon 2 Liter am Tag trinkt, erhöht den Stoffwechsel um 3 Prozent – und spart auch noch jede Menge Zucker-Kalorien. Verliert im Monat ganz nebenbei 2 echte Fettkilos.

1 Biogurke, 1 Stück Ingwer, 2 Bio-Limetten in Scheiben schneiden und mit einem Dutzend Minzeblättern über Nacht in einer Karaffe mit 1,5 Liter Wasser im Kühlschrank ziehen lassen. Ein guter Fatburner: 250 ml Wasser mit 2 EL frisch gepresstem Zitronensaft, etwas Stevia, 1 Prise Cayenne-Pfeffer und einer Prise Meersalz in einem Krug mischen und trinken.

DER SWITCHEL

Ingwerwasser, Apfelessig, Zitronensaft: Im hippen Switchel steckt all das drin, was man einem Fastenden empfehlen kann – halt gemixt. Den gibt es übrigens wirklich. In den USA. Aus der Flasche. Mit viel Zucker.

Zutaten für 1 Liter:
50 g frischen Ingwer | 100 ml Apfelessig | Saft von 3 Zitronen | Steviablätter zum Süßen | 2 Minzezweige

Ingwer in Scheibchen schneiden. Mit 1 l Wasser aufkochen, dann die Steviablätter zugeben und 20 Minuten bei geringer Hitze ziehen lassen. Apfelessig und Zitronensaft in eine Karaffe geben, Ingwerwasser durch ein Sieb dazu gießen. Umrühren. In den Kühlschrank stellen und schön kühl genießen.

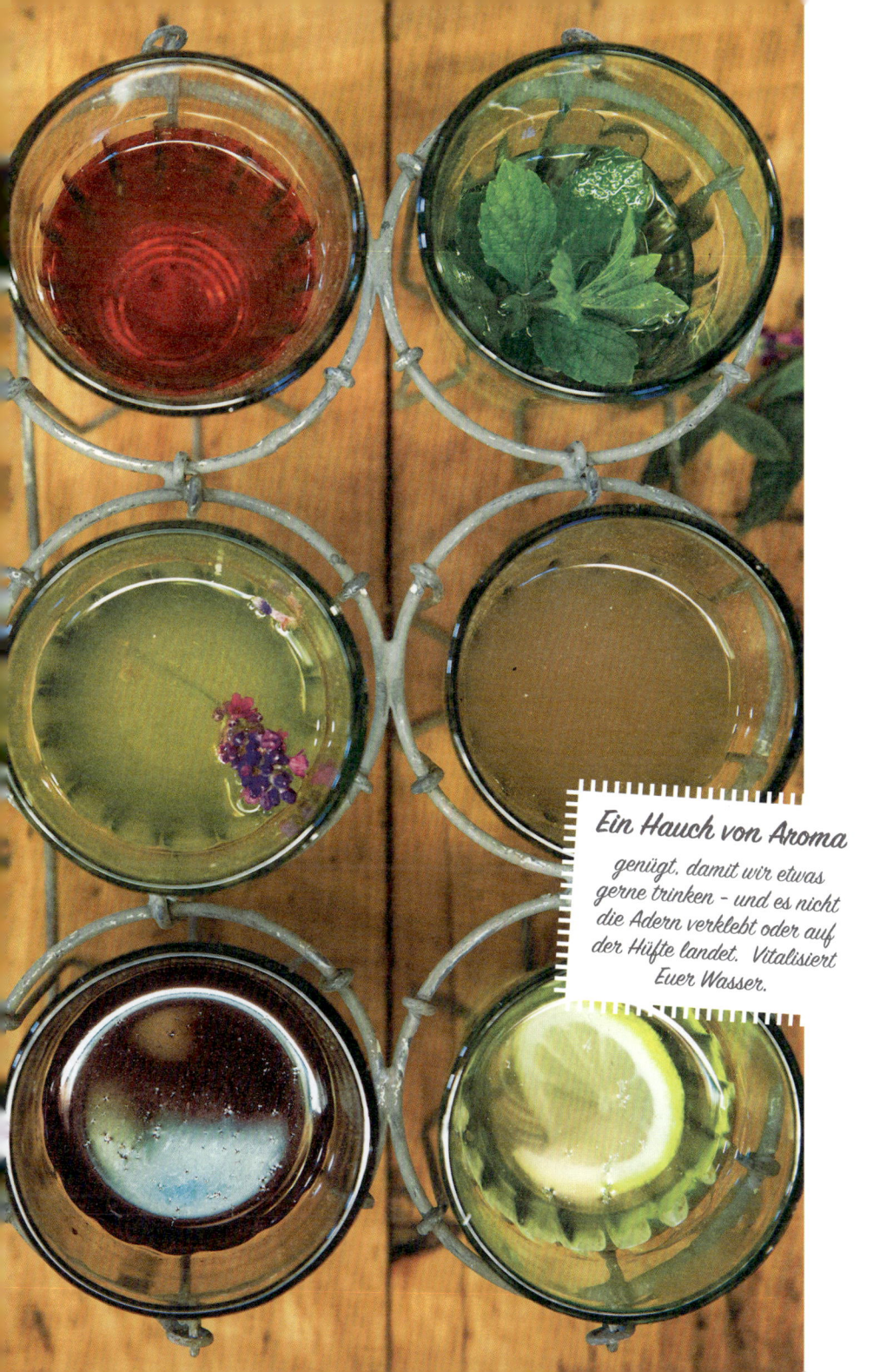

Ein Hauch von Aroma

genügt, damit wir etwas
gerne trinken – und es nicht
die Adern verklebt oder auf
der Hüfte landet. Vitalisiert
Euer Wasser.

7 x BASISCHES FRÜHSTÜCK

Wir haben drei wundervolle Möglichkeiten in den Tag zu starten. Erstens ohne Frühstück, nur mit unserer Switch-Basenbrühe – um dem Körper 16 Stunden Zeit für seine gesund und jung haltende Autophagie-Phase zu lassen. Zweitens: Wir machen uns ein leckeres basisches Frühstück. Lust auf Seidentofu-Zitronencreme? Unsere Porridges sind der Hit. Egal ob aus Hirse, Hafer oder Erdmandel. Da ist für jeden einer dabei. Drittens: Wer will, darf morgens auch einfach nur einen unserer Smoothies genießen, ihn mit in die Arbeit nehmen.

SEIDENTOFU-ZITRONENCREME MIT FRISCHEN BEEREN

Zutaten für 2 Portionen
3 getrocknete Marillen (Aprikosen) | 400 g Seidentofu | Saft und Schale von 1 Bio-Zitrone | 1 Msp. gemahlene Gewürznelken | 250 g frische Beeren (Heidelbeeren, Himbeeren, Erdbeeren)

Die Marillen kleinschneiden und mit 50 ml heißem Wasser 2 Stunden einweichen. Anschließend fein pürieren. Seidentofu, Zitronensaft, -schale und Nelken zugeben und zu einer feinen Creme pürieren. Die Beeren verlesen und abbrausen. Die Seidentofu-Zitronencreme gut gekühlt mit den Beeren anrichten.

HAFER-PORRIDGE MIT APFEL UND GERÖSTETEM BUCHWEIZEN

Zutaten für 2 Portionen
60 g Hafer, fein geschrotet (oder Buchweizen) | ¼ TL Zimt | 2 TL Rosinen | 1 TL frischer Ingwer, fein gehackt | 3 EL Buchweizen | Saft und Schale ½ Bio-Zitrone | 2 kleine Äpfel

Den Haferschrot (oder Buchweizen) mit Zimt unter Rühren kurz anrösten. 400 ml Wasser, Rosinen und Ingwer zugeben. 10-12 Minuten auf niedriger Temperatur weichkochen. Inzwischen den Buchweizen in einer Pfanne ohne Fett 2-3 Minuten anrösten, bis er zu duften beginnt. Umfüllen und mit der Zitronenschale mischen. Die Äpfel waschen, vierteln und entkernen, raspeln und mit dem Zitronensaft mischen. Den Porridge mit den Äpfelraspeln anrichten und mit Buchweizen bestreut servieren.

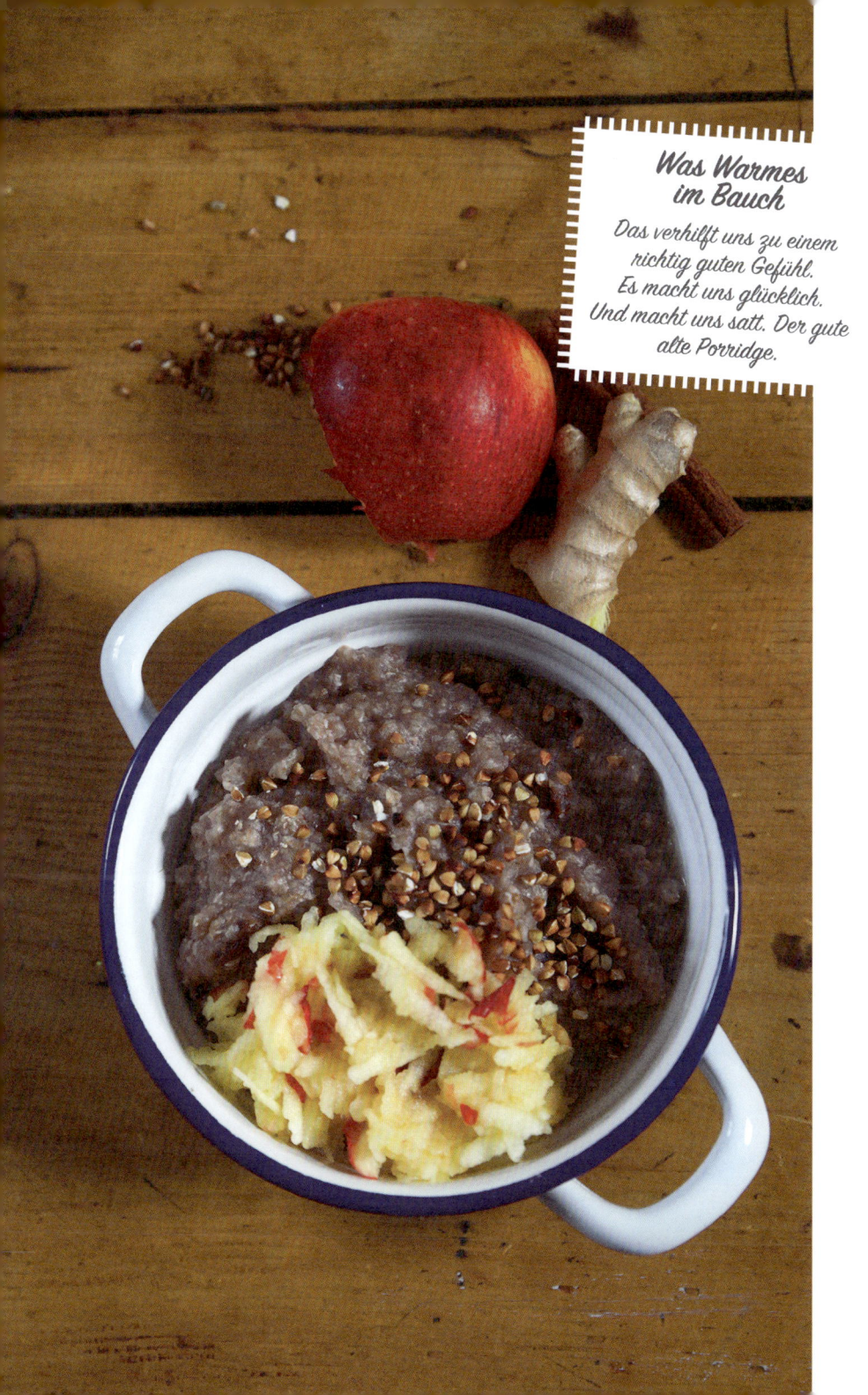

**Was Warmes
im Bauch**

Das verhilft uns zu einem
richtig guten Gefühl.
Es macht uns glücklich.
Und macht uns satt. Der gute
alte Porridge.

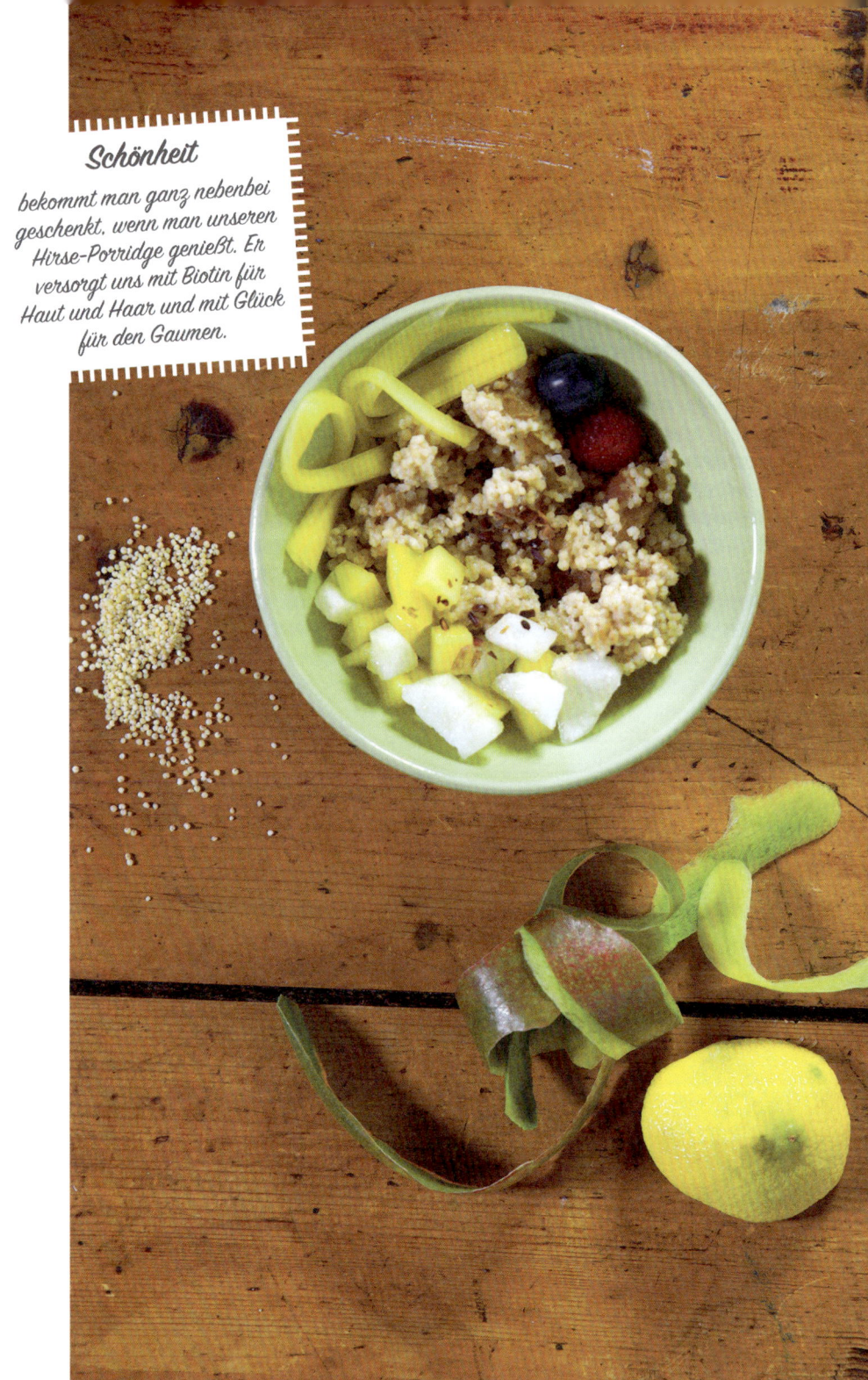

Schönheit

bekommt man ganz nebenbei
geschenkt, wenn man unseren
Hirse-Porridge genießt. Er
versorgt uns mit Biotin für
Haut und Haar und mit Glück
für den Gaumen.

HIRSE-PORRIDGE MIT BIRNE-MANGO-KOMPOTT

Zutaten für 2 Portionen
**4 getrocknete Marillen (Aprikosen) | 400 ml Sojadrink (ungesüßt) |
¼ TL Zimt | 80 g Goldhirse | 1 Birne | ½ Mango | Saft von 1 Orange |
2 TL Kakao-Nibs**

Die Marillen würfeln und zusammen mit dem Sojadrink und Zimt
aufkochen. Die Hirse in einem Sieb abspülen, zugeben und auf kleinster
Stufe 10 Minuten sanft garen. Inzwischen die Birne waschen, schälen,
vierteln und entkernen. Die Mango schälen, das Fruchtfleisch vom Kern
schneiden und mit der Birne würfeln. Mit dem Orangensaft vermischen.
Das Hirseporridge vom Herd nehmen und 10 Minuten quellen lassen.
Zusammen mit dem Birnen-Mango-Kompott anrichten. Mit Kakao-Nibs
bestreut servieren.

TIPP

Sind die Birnen sehr fest,
kann man diese 2-3 Minuten
im Orangensaft weichkochen.
Abkühlen lassen und
zusammen mit der Mango
als Kompott servieren.

ERDMANDEL-PORRIDGE MIT MOHN UND ZWETSCHKEN

Zutaten für 2 Portionen
**80 g Erdmandelflocken | 2 EL gemahlener Mohn | 1 Msp. Vanillemark |
4 getrocknete Pflaumen | 6 frische Zwetschken | ½ TL fein geriebene
Bio-Zitronenschale**

Die Erdmandelflocken mit Mohn und Vanillemark in einer Schüssel
mischen. 300 ml Wasser aufkochen, hinzufügen und verrühren.
20 Minuten quellen lassen. Die getrockneten Pflaumen kleinschneiden und
mit 50 ml Wasser aufkochen. Die frischen Zwetschken waschen, halbieren
und entkernen. Die Hälften würfeln und mit der Zitronenschale zu den
getrockneten Zwetschken geben. 3-5 Minuten weichkochen und zum
Abkühlen beiseitestellen. Das Erdmandelporridge in Schüsseln anrichten
und mit dem Zwetschkenkompott servieren.

HAFERFLOCKEN-MÜSLI MIT OBSTSALAT

Zutaten für 2 Portionen
FÜR DAS MÜSLI 60 g Haferflocken, kernig oder blütenzart | 2 EL
Nussmischung | 300 g Sojajoghurt natur | ½ TL frischer Ingwer,
fein gehackt

FÜR DEN OBSTSALAT 1 Apfel | 1 Birne | 100 g Heidelbeeren (Blaubeeren) |
100 g Himbeeren | Saft von 1 Orange | 1 Msp. gemahlener Kardamom |
2 TL Hanfsamen

Am Vorabend die Haferflocken mit 100 ml Wasser vermischen und
zugedeckt im Kühlschrank quellen lassen. Am Morgen die Nussmischung
grob hacken und mit Joghurt und Ingwer unter die Haferflocken
mischen. Für den Salat Apfel und Birne waschen, schälen, vierteln und
entkernen. Die Früchte kleinschneiden. Die Heidelbeeren und Himbeeren
verlesen und abbrausen. Äpfel, Birnen, Beeren, Orangensaft und
Kardamom mischen. Das Müsli mit dem Obstsalat anrichten und die
Hanfsamen darüber streuen.

FRISCHKORNGETREIDE-MÜSLI MIT KOKOSMILCH, ERDBEEREN UND GERÖSTETEN SONNENBLUMENKERNEN

Für 2 Portionen
100 g Getreidemischung (zum Beispiel mit Dinkel, Emmer, Einkorn,
Gerste, Roggen) schroten und mit 4-5 EL Wasser über Nacht einweichen.
250 g Erdbeeren abbrausen, putzen und vierteln. Zusammen mit
50 ml Kokosmilch unter das Getreide mischen. 2 EL geröstete
Sonnenblumenkerne darüberstreuen und servieren.

TIPP

Das Frischkorngetreide-Müsli
kann man das ganze Jahr über
mit allem, was der Obstgarten
so hergibt, verfeinern.
Äpfel, Birnen, Marillen,
Weintrauben usw. Anstelle
der Kokosmilch passen ebenso
Getreide- oder Nussmilch.

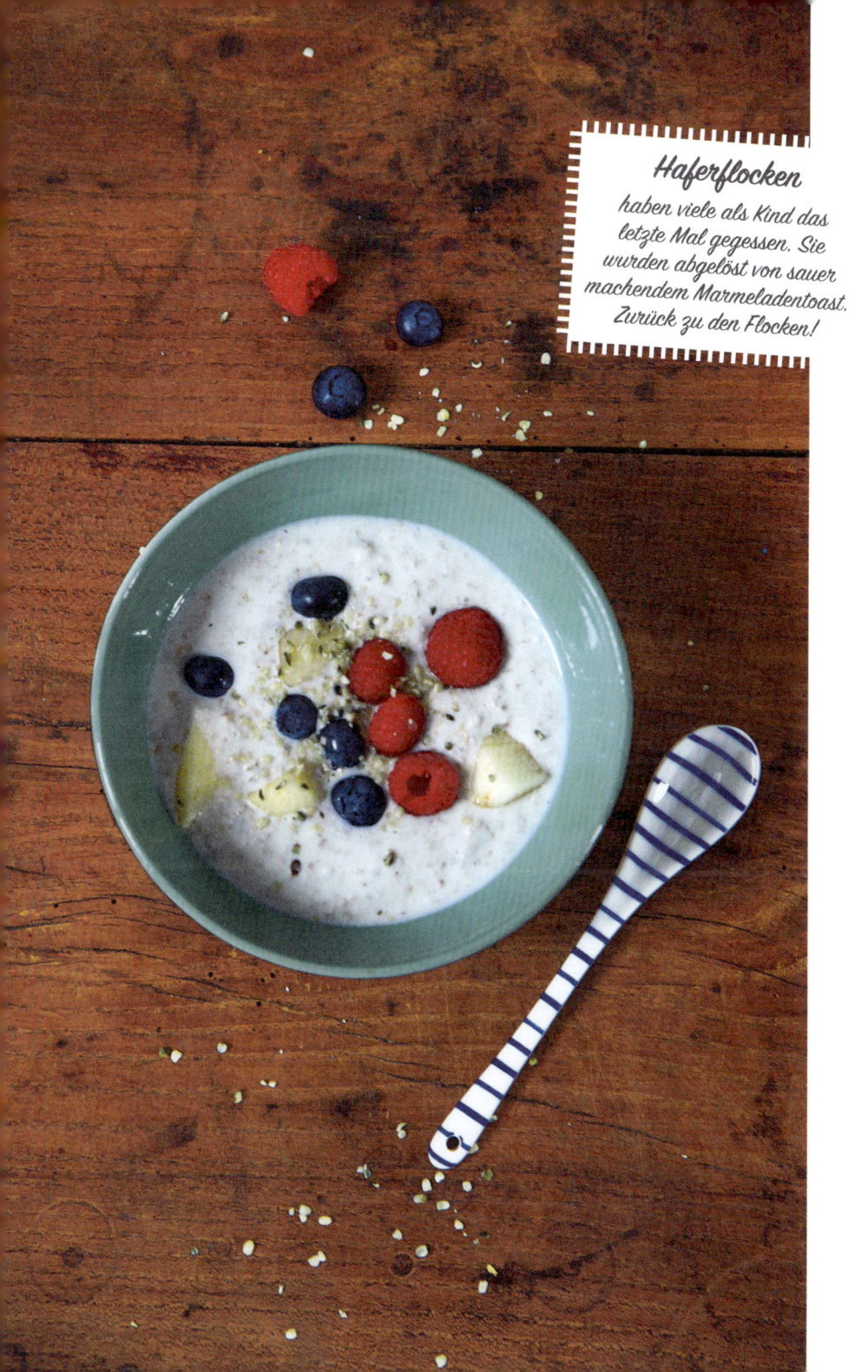

DINKELFRISCHKORN-MÜSLI MIT HEIDELBEEREN UND SONNENBLUMENKERNEN

Zutaten für 2 Portionen
100 g Dinkelkörner | 1 Banane | ½ Zitrone | 1 kleiner Apfel | 3 EL Schlagobers (Sahne) | 1 EL Sonnenblumenkerne | 150 g Heidelbeeren

Die Dinkelkörner schroten und mit etwas Wasser (etwa 5 EL) verrühren. Abgedeckt über Nacht bei Zimmertemperatur quellen lassen. Am nächsten Morgen die Banane schälen, mit der Gabel zerdrücken und den Zitronensaft unterrühren. Den Apfel waschen, entkernen und mit Schale raspeln. Schlagobers, Banane und Apfel unter das Dinkelschrot mischen. Die Sonnenblumenkerne in einer Pfanne ohne Fett anrösten. Die Heidelbeeren verlesen und waschen. Das Dinkelfrischkorn-Müsli in Schalen verteilen. Mit ein paar Apfelspalten, Heidelbeeren und Sonnenblumenkernen servieren.

TIPP

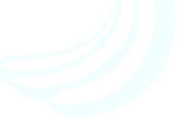

Frischkorn-Müsli ohne Einweichen über Nacht funktioniert auch sehr gut. Zum Beispiel mit Buchweizenkörnern oder frisch geschrotetem Nackthafer. Einfach am Morgen mit den obigen Zutaten ohne Einweichen mischen und genießen. Die Heidelbeeren können je nach Saison durch allerlei Obst ausgetauscht werden. Auch Mandeln, Walnüsse oder gekeimte Sprossen passen prima als Topping dazu. Das Obers kann auch weggelassen werden.

FRISCHKORNMÜSLI MIT APFEL

Für 1 Portion
30 g Hafer in der Getreidemühle grob mahlen in eine Schüssel geben. 1 Apfel reiben (oder 125 g Beeren verlesen) zum Müsli geben. Mit 100 ml Soja- oder Mandelmilch verrühren. 30 g gehackte Walnüsse darüber geben, mit einer klein geschnittenen Dattel süßen und mit einer guten Prise Zimt würzen.

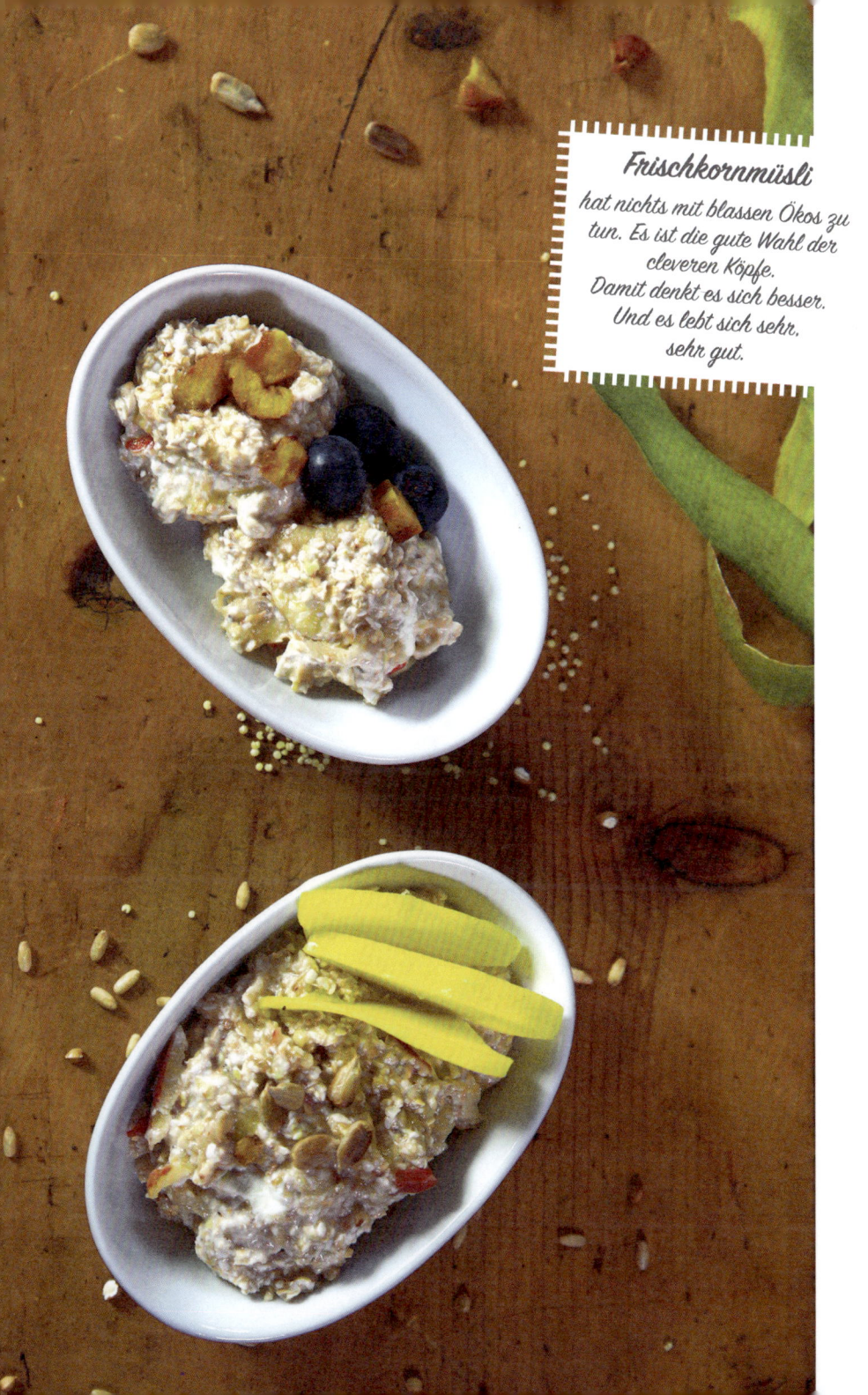

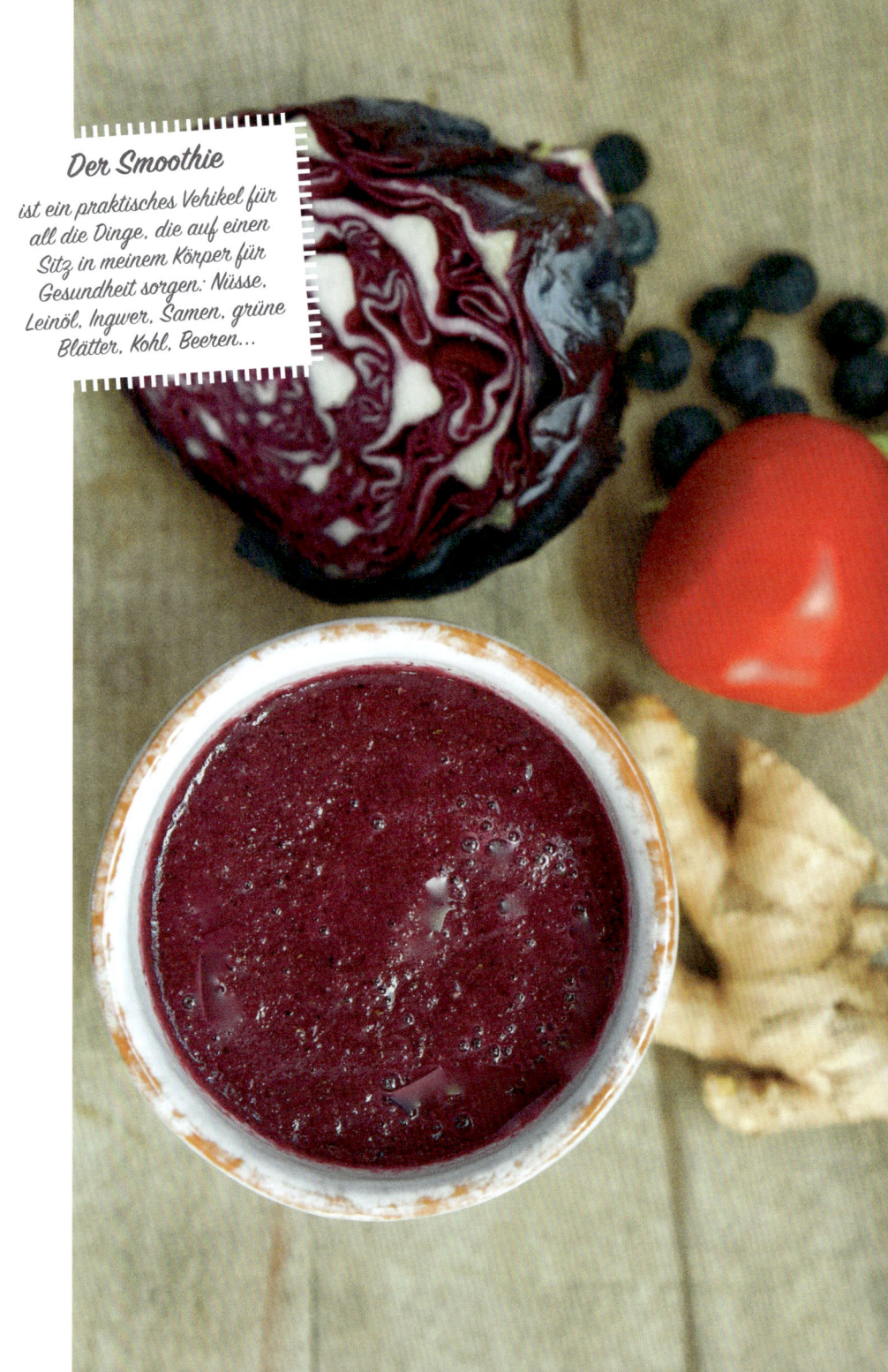

Der Smoothie

ist ein praktisches Vehikel für
all die Dinge, die auf einen
Sitz in meinem Körper für
Gesundheit sorgen: Nüsse,
Leinöl, Ingwer, Samen, grüne
Blätter, Kohl, Beeren…

FRÜHSTÜCKS-SMOOTHIE

Der Smoothie darf ruhig in jedermanns Leben einziehen. Er legt schon morgens den Schalter um: „Huch, da hab ich ja was für meinen Körper getan. Für meine 70 Billionen Zellen." Da sagt man dann mittags vor der Entscheidung Knödel oder Salat: Logo, lieber den Salat, sonst wäre ja mein Morgen-Smoothie umsonst gewesen.

Zutaten jeweils für 2 Portionen

ROTKRAUT, BEEREN NACH WAHL, BROKKOLI, INGWER, HANFSAMEN
100 g Rotkraut, 150 g Beeren, gerne auch gemischt, 3 Brokkoliröschen, 2 Tomaten, 1 Stück Ingwer mit 2 EL Hanfsamen und 200 ml Wasser im Hochleistungsmixer zerkleinern. 1 Minute auf höchster Stufe pürieren. Und gleich trinken!

SPINAT, HEIDELBEEREN (BLAUBEEREN), MANDELN
150 g jungen Blattspinat und 150 g Heidelbeeren waschen. Beides zusammen mit 200 ml abgekühltem grünem Tee, 2 EL zarten Haferflocken und 5 eingeweichten Mandeln mit Schale im Hochleistungsmixer zerkleinern. 1 Minute auf höchster Stufe pürieren und sofort servieren.

CHICORÉE, GRAPEFRUIT, MANGO, WALNÜSSE
1 Chicorée waschen und kleinschneiden. 1 Grapefruit so schälen, dass die gesamte weiße Haut mit entfernt ist. Fruchtfleisch kleinschneiden. ½ Mango schälen, das Fruchtfleisch vom Kern schneiden. Chicorée, Grapefruit und Mango mit 200 ml abgekühltem grünem Tee und 3 Walnusskernen im Hochleistungsmixer zerkleinern. 1 Minute auf höchster Stufe pürieren und sofort servieren.

FELDSALAT, BANANE, ORANGE, CASHEWKERNE
100 g Feldsalat putzen und waschen. 1 Orange so schälen, dass die gesamte weiße Haut mit entfernt ist. Das Fruchtfleisch in Stücke schneiden und zusammen mit dem Feldsalat, 1 Banane, 200 ml abgekühltem grünem Tee und 2 EL Cashewkernen im Hochleistungsmixer zerkleinern. 1 Minute auf höchster Stufe pürieren und sofort servieren.

10 LECKERE DAHEIMS

Gemütlich zuhause essen. Natürlich gilt auch für diese Gerichte: Sie laden uns mit Gesundheit und Energie auf. Sorgen für einen ausgeglichenen Säure-Basen-Haushalt – und schmecken einfach lecker. Macht Euch einen großen frischen Salat dazu, mit Kernen, Nüssen oder Samen. Und unserer Vinaigrette von Seite 77.

IM OFEN GESCHMORTER HOKKAIDOKÜRBIS MIT PAPRIKA-GEMÜSE

Zutaten für 2 Portionen
½ Hokkaidokürbis (etwa 400 g) | 2 EL Olivenöl | 1 Zwiebel | 1 roter Paprika | ½ grüner oder gelber Paprika | 1 Knoblauchzehe, gehackt | wenig Salz | ½ TL Cumin (Kreuzkümmel) | Muskatnuss | schwarzer Pfeffer | 1 TL zerstoßener Koriander | 125 ml Gemüsesuppe | 250 g Tomatenstücke (Konserve) | ½ TL Thymian

Den Backofen auf 200 °C Ober-/Unterhitze (180 °C Umluft) vorheizen. Den Kürbis mit Schale waschen, entkernen und würfeln. Mit 1 EL Olivenöl mischen und auf einem Backblech verteilen. Im vorgeheizten Backofen etwa 25 Minuten garen. Anschließend leicht salzen. Inzwischen die Zwiebel schälen und in Ringe schneiden. Die Paprika waschen, entkernen und in Streifen schneiden. Das restliche Olivenöl (1 EL) in einem Topf erhitzen. Zwiebelringe darin goldbraun anbraten. Knoblauch und Paprika dazugeben und mit wenig Salz, Cumin, Muskat, Pfeffer und Koriander würzen. Etwa 5 Minuten abgedeckt garen. Gemüsesuppe, Tomatenwürfel und den Thymian dazugeben und nochmals 5 Minuten köcheln lassen. Die Kürbiswürfel mit dem Paprika-Gemüse servieren.

TIPP

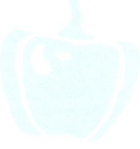

KÜRBISKERNE passen hervorragend dazu. Darf man ruhig kurz anrösten und darüber streuen. Auch ein Löffelchen Kürbiskernöl würzt das Schmorgemüse. Wer Paprika nicht verträgt, ersetzt ihn durch Fenchel, Sellerie und/oder Tomaten.

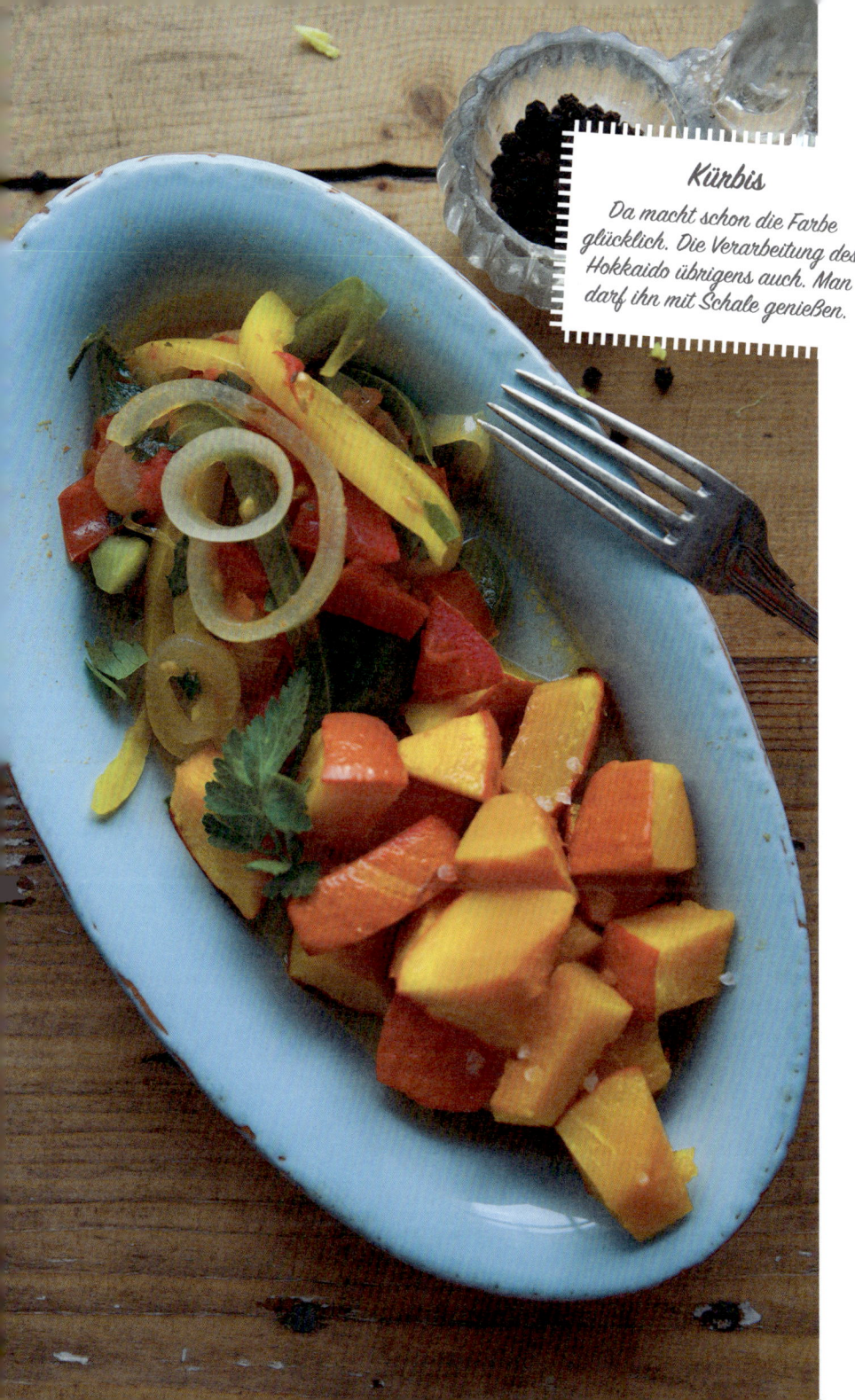

Kürbis

Da macht schon die Farbe glücklich. Die Verarbeitung des Hokkaido übrigens auch. Man darf ihn mit Schale genießen.

GEFÜLLTE MELANZANI AUF RUCOLA-ERDÄPFEL-PÜREE

Zutaten für 2 Portionen
2 mittelgroße Melanzani (Auberginen) | wenig Salz | 4 Strauchtomaten |
2 EL Olivenöl | 1 Zwiebel, gewürfelt | 1 Knoblauchzehe, gehackt |
1 EL Rosinen | 1 EL Mandelblättchen | ¼ TL Zimt | etwas Salz | Pfeffer |
400 g mehligkochende Erdäpfel | 100 ml Basenfasten-Basisbrühe
(oder andere Gemüsebrühe) | Muskatnuss | ¼ TL abgeriebene Bio-
Zitronenschale | 1 EL Olivenöl | ½ Bund Rucola

Die Melanzani waschen und längs halbieren. Das Fruchtfleisch mit einem
Löffel herauskratzen, so dass noch ein 2 cm breiter Rand stehen bleibt. Die
Schnittflächen mit wenig Salz bestreuen und 10 Minuten lang Wasser
ziehen lassen. Das übrige Fruchtfleisch würfeln. Den Ofen auf 160 °C
Ober-/Unterhitze (140 °C Umluft) vorheizen. Die Tomaten häuten,
entkernen und in grobe Stücke schneiden. In einer Pfanne 1 EL Olivenöl
erhitzen, Zwiebel, Knoblauch und Melanzaniwürfel anbraten. Tomaten,
Rosinen und Mandeln untermischen. Mit wenig Salz, Zimt und Pfeffer
würzen. Ausgehöhlte Melanzani mit Küchenpapier abtupfen und in einer
Pfanne ohne Öl auf der Schnittfläche kurz anbraten. In eine ofenfeste Form
legen und mit der vorbereiteten Masse füllen. Im vorgeheizten Backofen
30-40 Minuten garen.
Währenddessen die Erdäpfel waschen, schälen und in kleine Stücke
schneiden. In einem Topf die Gemüsesuppe mit den Erdäpfeln, einer Prise
Salz und Muskat zum Kochen bringen. Etwa 10-12 Minuten weichkochen.
Die Erdäpfel zerstampfen, mit Zitronenschale und 1 EL Olivenöl vermischen.
Zum Schluss den Rucola waschen, trockenschleudern und hacken. Unter
das Erdäpfelpüree rühren und zu den gefüllten Melanzani servieren.

TIPP

Neben Rucola sind auch Petersilie,
Dill, Liebstöckel oder Basilikum
perfekt für das Erdäpfel-Püree
geeignet. Die Füllung der Melanzani
lässt sich ebenso mit Pilzen oder
Paprika abwandeln.

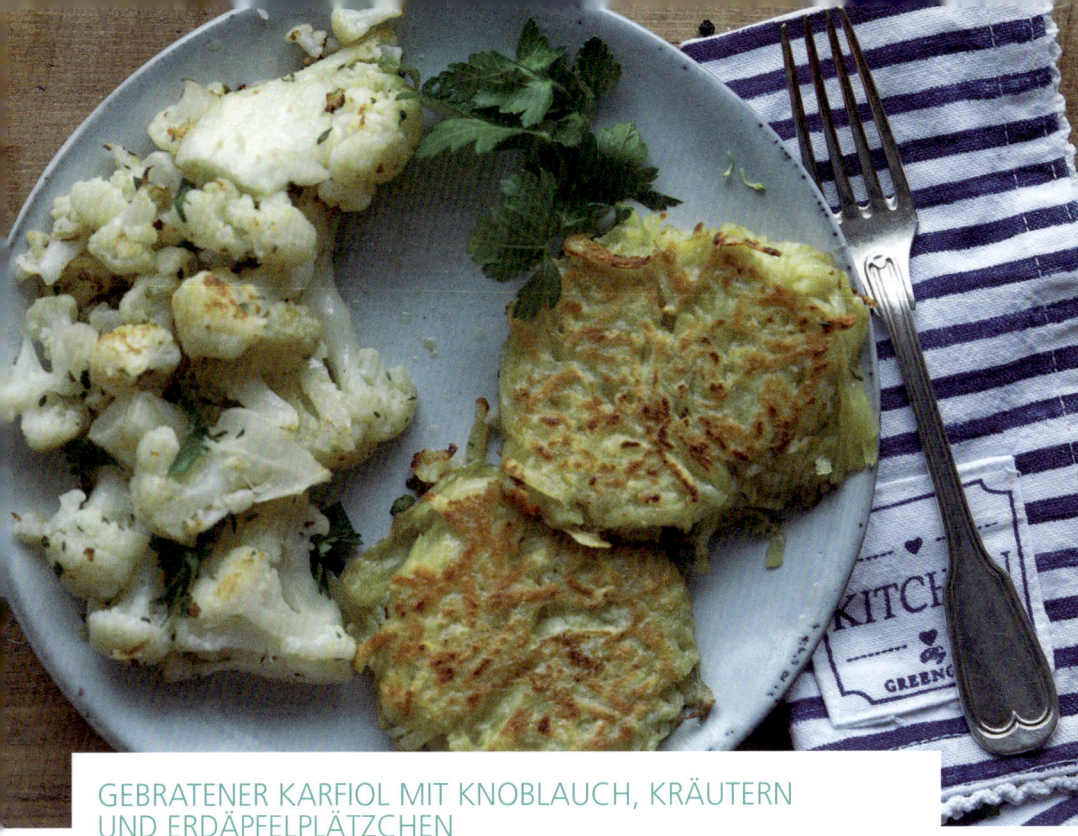

GEBRATENER KARFIOL MIT KNOBLAUCH, KRÄUTERN UND ERDÄPFELPLÄTZCHEN

Zutaten für 2 Portionen

300 g festkochende Erdäpfel (Kartoffeln) | wenig Salz | Muskatnuss |
2-3 TL Kartoffelstärke | 600 g Karfiol (Blumenkohl) | 3 EL Olivenöl |
4 Knoblauchzehen, in feinen Scheiben | 2 TL Thymian, gehackt |
2 TL Oregano, gehackt | Saft ½ Zitrone | 4 EL Petersilie, fein gehackt |
schwarzer Pfeffer

Die Erdäpfel waschen, schälen, grob reiben und gut ausdrücken. Mit je
einer Prise Salz und Muskat würzen und die Kartoffelstärke untermischen.
Den Karfiol putzen, waschen, in Röschen teilen und in einen Dämpfein-
satz geben. Über Wasserdampf 5 Minuten bissfest garen. 1 EL Olivenöl in
einer Pfanne erhitzen und den Karfiol mit dem Knoblauch darin 3 Minuten
anbraten. In einer zweiten Pfanne 2 EL Olivenöl erhitzen. Die Erdäpfelmasse
in kleinen Häufchen in das heiße Fett setzen und etwas flach drücken. Von
beiden Seiten knusprig braun braten. Den Karfiol mit Thymian, Oregano,
wenig Salz und Zitronensaft würzen. Den Karfiol mit den Erdäpfelplätzchen
zusammen anrichten und mit Petersilie und frisch gemahlenem Pfeffer
bestreut servieren.

WURZELGEMÜSE-WOK MIT TOFU, CASHEWKERNEN UND SPROSSEN

Zutaten für 2 Portionen
2 Karotten I 2 Gelbe Rüben I 2 Pastinaken I 200 g Grünkohl I
1 rote Zwiebel I 2 EL Olivenöl I 1 TL Ingwer, gehackt I 2 Knoblauchzehen,
gehackt I 1 TL Koriander, gestoßen I 3 EL Tamari (glutenfreie Sojasauce)
I ½ TL Erdäpfelstärke I 100 ml Basenfasten-Basisbrühe (oder eine andere
selbstgemachte Gemüsebrühe) I 150 g geräucherter Tofu I
2 EL Cashewkerne I ½ Zitrone I 1 Chilischote, gehackt I 2-3 EL Sprossen
oder Keime (etwa Bockshornklee, Senf, Radieschen)

Die Wurzeln gründlich waschen, schälen und in dünne Scheiben schneiden.
Den Grünkohl putzen, die dicken Blattadern entfernen und waschen. Die
Blätter klein schneiden. Die Zwiebel schälen und in Spalten schneiden.
1 EL Olivenöl in einem Wok oder einer tiefen Pfanne erhitzen, Ingwer,
Knoblauch und Koriander darin 1-2 Minuten unter Rühren anbraten. Das
Wurzelgemüse zugeben und etwa 3 Minuten anbraten. Das Gemüse an die
Seiten schieben. Den Grünkohl und die Zwiebeln zugeben und ebenfalls
anbraten. Das Gemüse untermischen. Tamari mit Erdäpfelstärke und Brühe
verrühren und angießen. Aufkochen und 1 Minute erhitzen, bis die Sauce
sämig ist. Den Tofu würfeln und in einer zweiten Pfanne in 1 EL Olivenöl
anbraten. Cashewkerne, Zitronensaft und Chili zugeben und unterschwen-
ken. Das Wokgemüse mit Sprossen bestreut servieren.

TIPP

Hier lohnt sich der Aufwand,
Sprossen selbst zu züchten, so
hat man jederzeit einen
Vorrat im Haus. Samen über
Nacht in Wasser einweichen.
Anschließend abgießen und
in ein Schraubglas geben.
2-3 Mal täglich spülen,
abgießen, keimen lassen.
Je nach Sorte nach wenigen
Tagen genießen.

GEFÜLLTE PAPRIKA MIT FENCHEL UND BUCHWEIZEN

Zutaten für 2 Portionen
50 g Buchweizen, ganz I 1 Zwiebel I 1 Fenchelknolle I 3 EL Olivenöl I
1 TL Kurkuma I 2 rote Spitzpaprika I wenig Salz I frisch gemahlener
schwarzer Pfeffer I 6 Stiele glatte Petersilie

Den Buchweizen in einem Topf 2-3 Minuten ohne Fett anrösten. Auf die
kleinste Stufe zurückschalten und 100 ml Wasser angießen. Abgedeckt 10
Minuten köcheln lassen. Die Zwiebel schälen und würfeln. Den Fenchel
waschen, halbieren und den Strunk herausschneiden. Die Hälften würfeln.
Die Zwiebel und den Fenchel in 1 EL heißem Olivenöl anschwitzen. Kurkuma zugeben und mit 100 ml Wasser aufgießen. Abgedeckt 5 Minuten auf
kleiner Stufe garen. Den Backofen auf 180 °C Ober-/Unterhitze vorheizen.
Inzwischen die Paprika waschen, längs halbieren, entkernen und in eine
Auflaufform legen. Den Buchweizen zum Zwiebel-Fenchel-Gemüse geben
und mit Salz und Pfeffer würzen. Die Petersilie waschen, die Blätter abzupfen und hacken. Die Petersilie unter das Buchweizen-Gemüse heben und in
die Paprikaschoten füllen. Mit dem übrigen Olivenöl (2 EL) beträufeln und
im vorgeheizten Backofen 20 Minuten garen.

TIPP

Für mehr Abwechslung den
Buchweizen durch Quinoa
oder Amaranth ersetzten. Passend
dazu Brokkoli oder Karotten
verwenden und mit etwas
Zitronensaft würzen.

GRÜNKOHL-ERDÄPFEL-PFANNE MIT HASELNÜSSEN

Zutaten für 2 Portionen
600 g Grünkohl | 4 vorwiegend festkochende Erdäpfel | 1 Zwiebel |
1 Knoblauchzehe | 2 EL Olivenöl | 200 ml Basenfasten-Basisbrühe | wenig
Salz | frisch gemahlener schwarzer Pfeffer | 50 g Haselnusskerne

Den Grünkohl putzen, die dicken Blattrippen entfernen und die Blätter
waschen. In dünne Streifen schneiden. Die Erdäpfel waschen, schälen und
würfeln. Die Zwiebel und den Knoblauch abziehen und würfeln. Das
Olivenöl in einer Pfanne erhitzen, Zwiebel und Knoblauch darin
anschwitzen. Den Grünkohl zugeben und mit anschwitzen. Die
Gemüsebrühe angießen und die Kartoffeln dazugeben. Mit Salz und
Pfeffer würzen. Abgedeckt bei mittlerer Temperatur garen, bis die Erdäpfel
weich sind. Inzwischen die Haselnüsse grob hacken und in einer
Pfanne ohne Fett anrösten, bis sie zu duften beginnen. Die Grünkohl-
Erdäpfel-Pfanne mit den Haselnüssen bestreut servieren.

GRÜNKOHL-HIRSOTTO MIT GEBRATENEN PILZEN

Zutaten für 2 Portionen
150 g Goldhirse | 300 ml Basenfasten-Basisbrühe (oder andere
Gemüsebrühe) | 250 g Grünkohl | 3 EL Olivenöl | 1 Zwiebel, gewürfelt |
1 Knoblauchzehe, fein gehackt | wenig Salz | schwarzer Pfeffer |
250 g gemischte Pilze (etwa Champignons, Austernpilze, Shiitake,
Pfifferlinge) | 1 Msp. Paprikapulver rosenscharf | 3 EL gehackte Kräuter
(etwa Petersilie, Basilikum, Oregano) | 2 TL gerösteter Sesam

Die Hirse in einem Sieb gründlich waschen. Mit der Gemüsebrühe in einem
Topf zum Kochen bringen und zugedeckt 10 Minuten leise köcheln lassen.
Vom Herd nehmen und 10 Minuten ausquellen lassen. Den Grünkohl
putzen, waschen und die dicken Blattrippen entfernen. Die Blätter kleinschneiden. 1 EL Olivenöl in einer Pfanne erhitzen, Zwiebeln, Knoblauch
und Grünkohl etwa 3 Minuten anschwitzen. Mit wenig Salz und Pfeffer
würzen. Die Pilze trocken abreiben und je nach Größe in Stücke schneiden.
2 EL Olivenöl in einer zweiten Pfanne erhitzen und die Pilze darin goldbraun anbraten. Mit wenig Salz, Pfeffer und Paprika würzen. Die gehackten Kräuter und den Sesam unterrühren. Den Grünkohl locker unter die
Hirse mischen und auf Tellern anrichten. Die Pilze darüber verteilen und mit
frisch gemahlenem Pfeffer bestreut servieren.

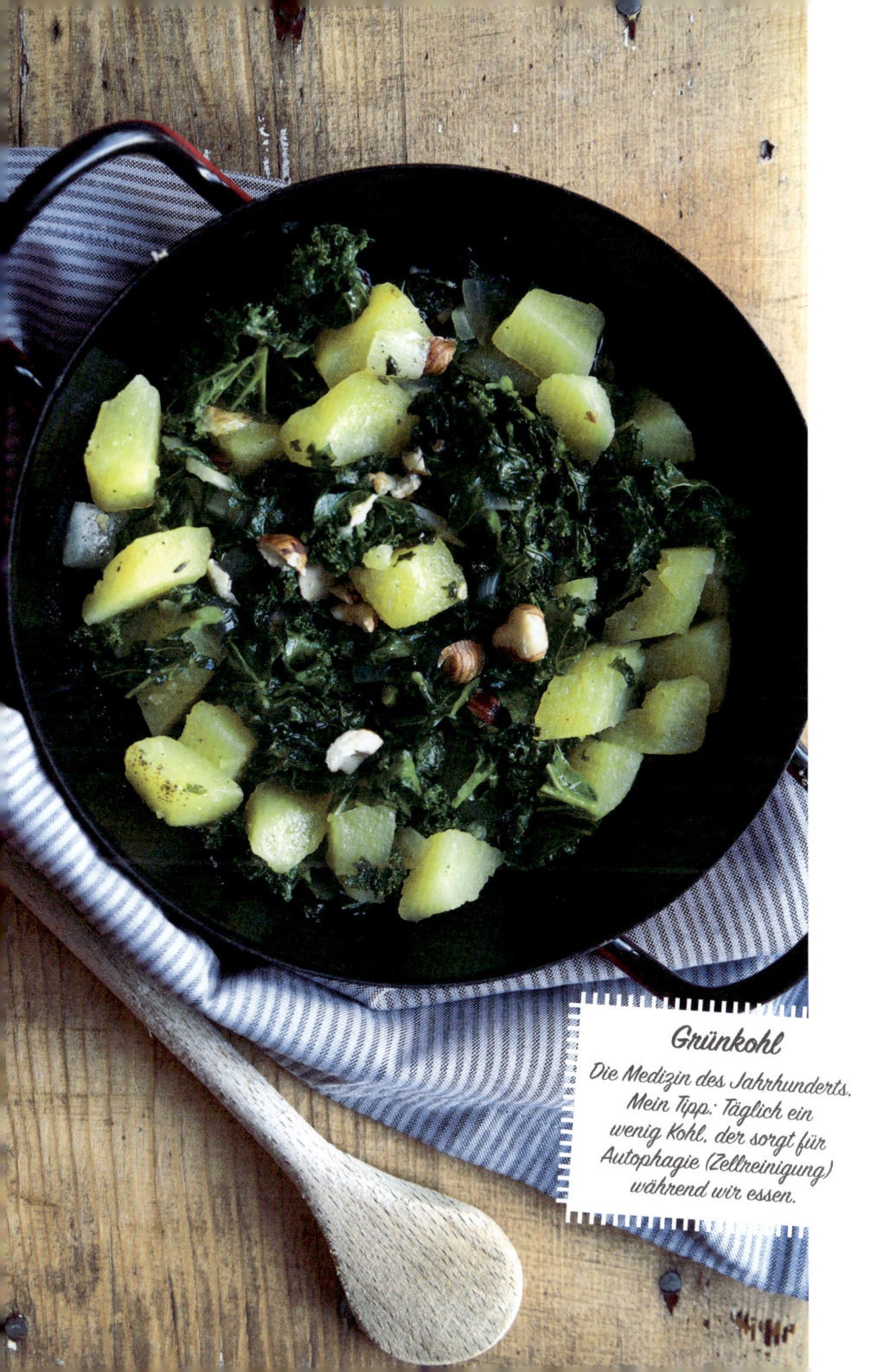

Grünkohl

Die Medizin des Jahrhunderts.
Mein Tipp: Täglich ein
wenig Kohl, der sorgt für
Autophagie (Zellreinigung)
während wir essen.

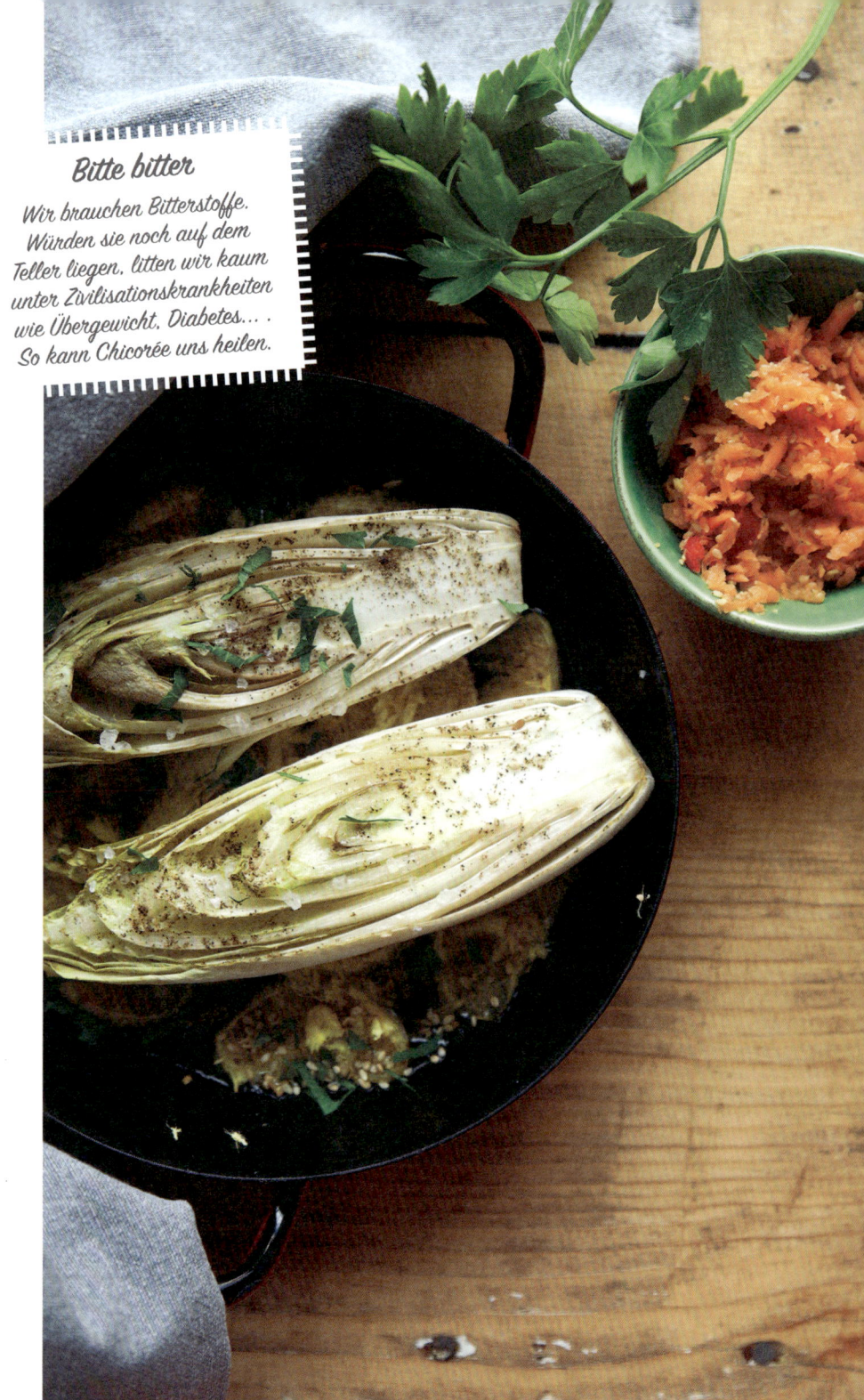

Bitte bitter

Wir brauchen Bitterstoffe.
Würden sie noch auf dem
Teller liegen, litten wir kaum
unter Zivilisationskrankheiten
wie Übergewicht, Diabetes… .
So kann Chicorée uns heilen.

GESCHMORTER CHICORÉE MIT SCHARFEM KAROTTENPESTO

Zutaten für 2 Portionen
FÜR DEN CHICORÉE 3 Chicorée | 1 Orange | 2 cm frische Ingwerwurzel |
2 EL Olivenöl

FÜR DAS KAROTTENPESTO 1 Chilischote | 2 mittlere Karotten |
1 Knoblauchzehe | 1 EL gerösteter Sesam | 1 EL frisch gepresster
Zitronensaft | 4 EL Basenfasten-Basisbrühe (oder andere Gemüsebrühe) |
1 Msp. Koriander

AUSSERDEM 5 EL Olivenöl | wenig Salz | frisch gemahlener schwarzer
Pfeffer | 3 Stiele Liebstöckel

Den Backofen auf 200 °C Ober-/Unterhitze (180 °C Umluft) vorheizen.
Die Chicorée waschen, längs halbieren. Die Orange so schälen, dass die
gesamte weiße Haut mit entfernt ist, anschließend in Scheiben schneiden.
Die Orangenscheiben in einer Auflaufform verteilen. Den Ingwer schälen
und über die Orangenscheiben reiben. Die Chicoréehälften darauf legen.
Mit 2 EL Olivenöl beträufeln und mit Salz und Pfeffer würzen. Im vorge-
heizten Backofen 20 Minuten schmoren.
Für das Karottenpesto die Chilischote waschen, längs halbieren und
entkernen. Die Karotten waschen, schälen und in Stücke schneiden. Den
Knoblauch abziehen. Chili, Karotten, Knoblauch, Sesam, Zitronensaft und
Gemüsebrühe in einem Multi-Zerkleinerer nicht zu fein häckseln. Mit
Salz, Pfeffer und Koriander abschmecken und das übrige Olivenöl (3 EL)
unterrühren. Den Liebstöckel waschen, trockentupfen und die Blätter
klein zupfen. Den Liebstöckel über den Chicorée streuen und mit dem
Karottenpesto servieren.

TIPP

Wer Schärfe nicht so gut
verträgt, gibt anstelle der
Chilischote etwa 2 TL
gehackten Ingwer dazu.
Er ist nur leicht scharf
und gibt Frische.

12 x TO-GO

Wollen wir ehrlich sein: Der Bauch knurrt, das Hirn schaltet ab, das Wurstbrot findet seinen Weg in unsere Mitte. Genau das verhindert der Henkelmann 3.0. Er ist gefüllt mit herrlichen basischen Suppen, genialen gesunden Eintöpfen. Auch leckere Salate finden den Weg über ein To-go-Glas in unseren hungrigen Bauch – ohne Gesundheit und Hüfte zu belasten.

GRÜNE ERBSENSUPPE MIT GERÖSTETEM QUINOA

Zutaten für 2 Portionen
50 g Quinoa | 1 Knoblauchzehe | 1 Zwiebel | 2 EL Olivenöl | 300 g TK-Erbsen, aufgetaut | 600 ml Basenfasten-Basisbrühe (oder andere Gemüsebrühe) | wenig Salz | ½ Zitrone | Cayennepfeffer

Den Quinoa in einem Sieb gründlich abspülen. Mit 150 ml Wasser in einem Topf zum Kochen bringen. Abgedeckt 10 Minuten köcheln lassen. Anschließend vom Herd nehmen und 10 Minuten ausquellen lassen. Den Knoblauch und die Zwiebel schälen und hacken. Beides in einem Topf in 1 EL heißem Olivenöl anschwitzen. Die Erbsen zugeben und ebenfalls anschwitzen. Die Gemüsesuppe angießen und abgedeckt 10 Minuten köcheln lassen. Die Suppe fein pürieren und mit Salz, Zitronensaft und Cayennepfeffer abschmecken. Den Quinoa in einer Pfanne im übrigen Olivenöl (2 EL) etwa 10 Minuten anrösten. Die Suppe in tiefen Tellern oder Schüsseln anrichten und mit dem Quinoa bestreut servieren.

TIPP

Mixt man 4-5 Stiele glatte Petersilie mit der Suppe zusammen, gibt das ein tolles Grün und eine extra Portion Aroma.

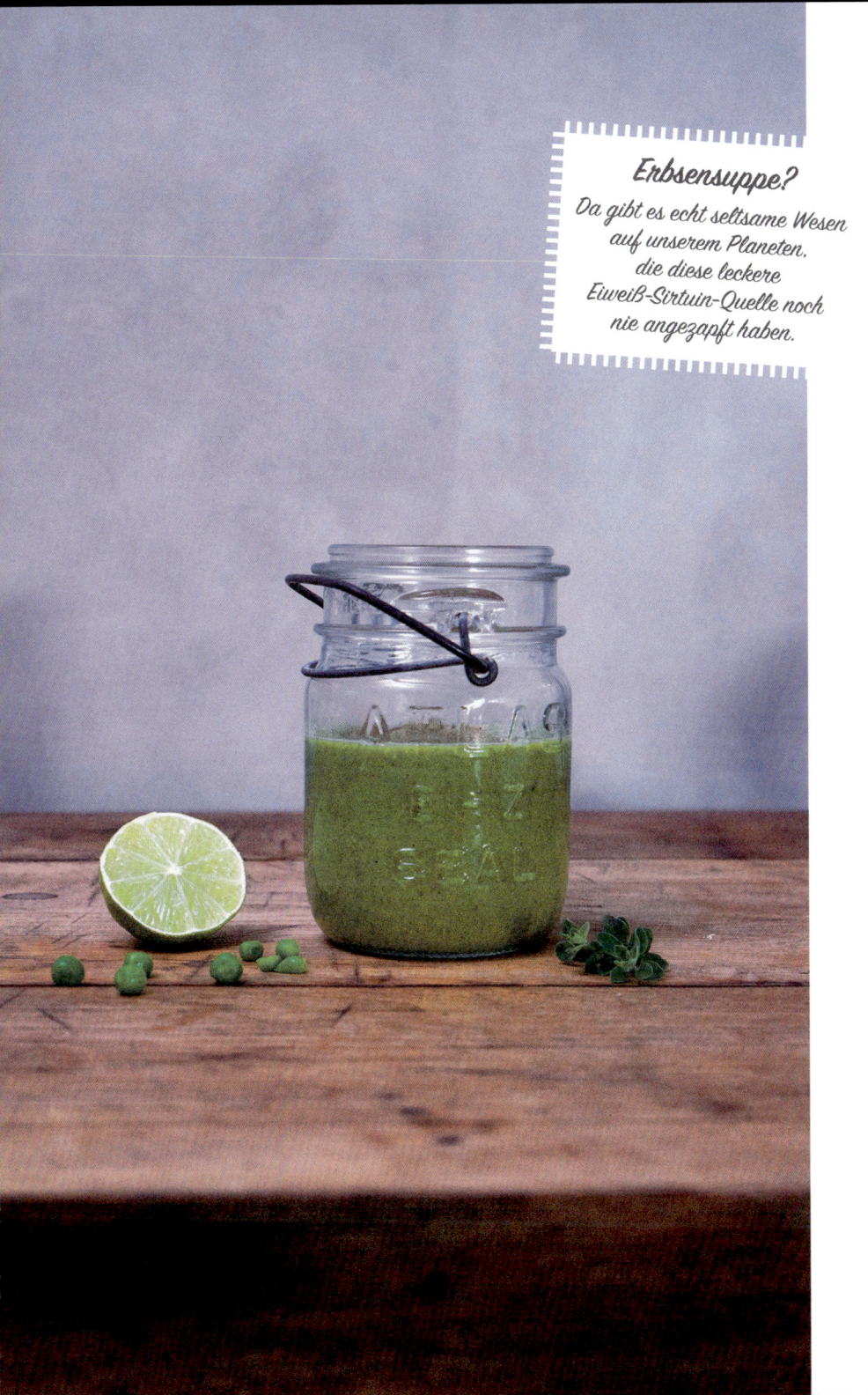

KOHLSPROSSEN-CURRY-EINTOPF

Zutaten für 2 Portionen
400 g Kohlsprossen (Rosenkohl) | ½ Knollensellerie (etwa 300 g) |
1 Knoblauchzehe | 2 EL Olivenöl | 2 TL Currypulver | 200 ml Kokosmilch |
400 ml Basenfasten-Basisbrühe | wenig Salz | frisch gemahlener
schwarzer Pfeffer | 2-3 entkernte Medjol-Datteln (oder 6 kleine Datteln)

Kohlsprossen waschen, putzen und halbieren. Den Sellerie waschen,
schälen und in mundgerechte Stücke schneiden. Den Knoblauch schälen
und hacken. Kohlsprossen, Sellerie und Knoblauch in einem Topf im heißen
Olivenöl anschwitzen. Den Curry darüberstäuben und kurz anrösten. Mit
Kokosmilch und Gemüsebrühe aufgießen. Den Eintopf zum Kochen brin-
gen und abgedeckt bei mittlerer Temperatur 10 Minuten köcheln lassen.
Mit Salz und Pfeffer würzen. Die Datteln in Scheiben schneiden und in den
Eintopf geben. Heiß servieren.

KÜRBIS-EINTOPF MIT WILDKRÄUTERÖL

Zutaten für 2 Portionen
½ Hokkaidokürbis (etwa 400 g) | 2 Erdäpfel | 2 Karotten | 1 Zwiebel |
2 cm frische Ingwerwurzel | 1 EL Olivenöl | 500 ml Basenfasten-
Basisbrühe | 4 getrocknete Marillen (Aprikosen)

FÜR DAS WILDKRÄUTERÖL etwa 70 g Wildkräuter (etwa Giersch, Löwen-
zahn, Wiesensauerampfer, Knoblauchrauke, Brennnessel, Wiesenklee) |
½ Zitrone | 2 EL Gemüsebrühe | 50 ml Traubenkernöl | wenig Salz | frisch
gemahlener schwarzer Pfeffer

Den Kürbis, die Erdäpfel und die Karotten waschen. Den Kürbis entkernen. Die Erdäpfel und Karotten schälen und alles in mundgerechte Stücke
schneiden. Die Zwiebel schälen und würfeln. Den Ingwer schälen und fein
reiben. Das Olivenöl in einem Topf erhitzen und alle vorbereiteten Zutaten
etwa 5 Minuten darin anschwitzen. Die Gemüsebrühe angießen und zum
Kochen bringen. Abgedeckt bei mittlerer Temperatur 5-8 Minuten (je nach
Größe der Gemüsestücke) garen. Für das Wildkräuteröl die Wildkräuter
waschen, trockentupfen und samt der Stiele kleinzupfen. Die Kräuter mit
Zitronensaft, Gemüsebrühe und Traubenkernöl pürieren. Nach Belieben mit
einer Prise Salz würzen. Die Marillen vierteln und in den Eintopf geben. Den
Kürbis-Eintopf salzen, pfeffern und mit dem Wildkräuteröl servieren.

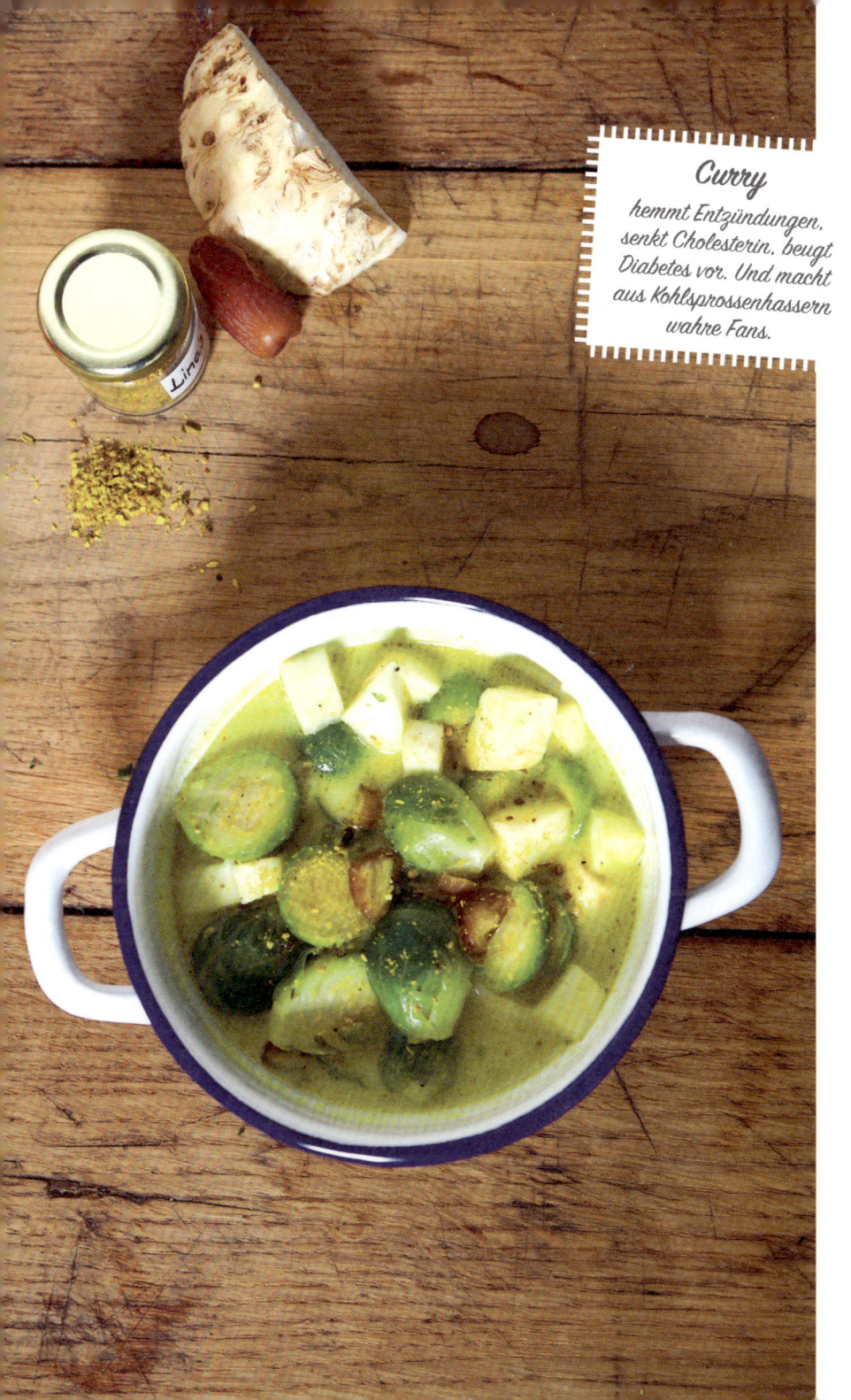

Curry

hemmt Entzündungen,
senkt Cholesterin, beugt
Diabetes vor. Und macht
aus Kohlsprossenhassern
wahre Fans.

MARONI-SUPPE MIT LAUCHSTREIFEN

Zutaten für 2 Portionen
1 Zwiebel I 1 Knoblauchzehe I ½ Chilischote I 150 g Maroni, gegart und geschält I 3 EL Olivenöl I 600 ml Basenfasten-Basisbrühe (oder andere Gemüsebrühe) I 1 Stange Lauch I 2 EL Sonnenblumenkerne I wenig Salz I frisch gemahlener schwarzer Pfeffer I Muskatnuss

Zwiebel und Knoblauch schälen und hacken. Chilischote entkernen und ebenfalls hacken. Zusammen mit den Maroni in einem Topf in 1 EL heißem Olivenöl anschwitzen. Die Gemüsesuppe angießen, zum Kochen bringen und abgedeckt 10 Minuten köcheln lassen. Inzwischen den Lauch längs halbieren, gründlich waschen und fein schneiden. Das übrige Olivenöl (2 EL) in einer Pfanne erhitzen und den Lauch und die Sonnenblumenkerne darin goldbraun anbraten. Mit Salz und frisch geriebener Muskatnuss würzen. Die Suppe fein pürieren und mit etwas Salz und Pfeffer abschmecken. In Suppenschüsseln anrichten und mit dem Lauchgemüse servieren.

KAROTTEN-INGWER-SUPPE MIT GEBRATENEN ERDÄPFELN

Zutaten für 2 Portionen
500 g Karotten I 2 EL Olivenöl I 1 Zwiebel, gewürfelt I 2 TL frischer Ingwer, gehackt I ¼ TL Zimt I 2 Prisen Muskatnuss I ¼ TL Chilipulver I Saft und abgeriebene Schale einer ¼ Bio-Zitrone und einer ¼ Bio-Orange I 600 ml Basenfasten-Basisbrühe (oder andere Gemüsebrühe) I 1 mittlerer Erdapfel (Kartoffel) I 1 EL frische Petersilie, fein gehackt

Die Karotten waschen, schälen und kleinschneiden. 1 EL Olivenöl in einem Topf erhitzen, Karotten, Zwiebel und Ingwer darin 2-3 Minuten anbraten. Zimt, Muskat, Chilipulver und die Zitrusschalen zugeben. Gemüsebrühe angießen, zum Kochen bringen und abgedeckt 15 Minuten weichkochen. Währenddessen den Erdapfel waschen, schälen und würfeln. Das übrige Olivenöl (1 EL) in einer Pfanne erhitzen und die Würfel bei niedriger Temperatur darin langsam goldbraun und knusprig braten. Den Orangen- und Zitronensaft in die Suppe geben und alles mit einem Mixstab fein pürieren. Mit Salz abschmecken, mit Petersilie und Erdäpfelwürfel bestreuen. Und heiß servieren.

ZUCCHINI-BROKKOLI-SUPPE MIT AUSTERNPILZEN

Zutaten für 2 Portionen
50 g Erdäpfel, mehligkochend (Kartoffeln) I 250 g Brokkoli I 250 g
Zucchini I 2 EL Olivenöl I 1 Zwiebel, gewürfelt I 1 Knoblauchzehe,
gehackt I Muskatnuss I ¼ TL Thymianblättchen I 1 Schalenstreifen Bio-
Zitrone I 750 ml Basenfasten-Basisbrühe (oder andere Gemüsebrühe) I
2-3 Austernpilze I 1 Knoblauchzehe, fein gehackt I 1 EL Walnusskerne,
grob gehackt I ½ EL Zitronensaft I Salz, Pfeffer I 1 Bund Basilikum oder
Petersilie, fein geschnitten

Die Erdäpfel waschen, schälen und in kleine Stücke schneiden. Den Brokkoli und die Zucchini waschen, putzen und kleinschneiden. 1 EL Olivenöl in
einem Topf erhitzen, Zwiebel und Knoblauch anschwitzen. Mit einer Prise
Muskat würzen. Erdäpfel, Thymian und Zitronenschale zugeben und die
Gemüsebrühe aufgießen. Abgedeckt 5 Minuten köcheln lassen. Brokkoli
hinzufügen und 5 Minuten weiter garen. Zuletzt Zucchini dazu und weitere
5 Minuten köcheln lassen. Inzwischen die Austernpilze trocken abreiben,
würfeln und mit dem Knoblauch und den Walnüssen im übrigen Olivenöl
(1 EL) goldbraun anbraten. Mit Pfeffer würzen. Die Suppe mit Zitronensaft,
wenig Salz, Pfeffer und Muskat würzen. Basilikum (oder Petersilie) zur
Suppe geben. Die Suppe mit dem Mixstab fein pürieren. Die Suppe mit den
Austernpilzen anrichten.

TIPP

Austerpilze sind mild im
Geschmack, sehr fest
und fallen beim Braten
nicht zusammen.
Würziger wird es mit
Pfifferlingen
oder Shiitake Pilzen.

VORRAT

Die Suppen lassen sich
auch sehr gut 1-2 Tage
im Voraus zubereiten.
Heiß in Gläser gefüllt im
Kühlschrank aufbewahren.

GEMÜSE-MINESTRONE MIT KÜRBISKERNPESTO

Zutaten für 2 Portionen
FÜR DAS KÜRBISKERNPESTO 50 g Kürbiskerne | 1 großer Bund glatte Petersilie | 1 kleine Knoblauchzehe, geschält | ½ Zitrone | 80-100 ml Olivenöl

FÜR DIE MINESTRONE 2 festkochende Erdäpfel (Kartoffeln) | 1-2 Karotten | 1 Gelbe Rübe | 50 g Lauch | 50 g Fisolen (Gartenbohne) | 50 g Brokkoli | 2 Tomaten | 1 EL Olivenöl | ½ Zwiebel, gewürfelt | 1 Knoblauchzehe, gehackt | 1 Lorbeerblatt | 1 TL Liebstöckel, gehackt | Muskatnuss | 600 ml Basenfasten-Basisbrühe | je 2 Zweige Oregano und Thymian | Salz und Pfeffer aus der Mühle

Für das Pesto die Kürbiskerne in einer Pfanne ohne Fett anrösten, bis sie knistern. Beiseitestellen und abkühlen lassen. Die Petersilie waschen, trockentupfen und die Blätter abzupfen. Kürbiskerne, Petersilie, Knoblauch, Zitronensaft und Olivenöl in einen hohen Mixbecher füllen und pürieren. Mit wenig Salz und Pfeffer würzen. In ein Schraubglas füllen und verschlossen im Kühlschrank aufbewahren.
Das Gemüse für die Minestrone waschen, putzen und ggf. schälen. Die Erdäpfel würfeln. Karotten, Gelbe Rübe und Lauch in dünne Scheiben schneiden. Fisolen in Stücke schneiden. Brokkoli in kleine Röschen teilen. Die Tomaten würfeln. Das Olivenöl erhitzen, Zwiebel und Knoblauch anschwitzen. Erdäpfel, Karotten, Gelbe Rübe, Lorbeer, Liebstöckel und 2 Prisen Muskat dazugeben. 2 Minuten anschwitzen. Die Gemüsesuppe aufgießen und 5 Minuten köcheln lassen. Fisolen und Brokkoli dazugeben und nochmals 5 Minuten köcheln lassen. Zum Schluss Lauch, Tomaten, Oregano und Thymian untermischen. Mit etwas Salz und Pfeffer abschmecken und nach weiteren 5 Minuten servieren.

TIPP

Variiere die Gemüsesorten je nachdem, was gerade Saison hat. Schneide die Stücke in etwa gleiche Größe. Festere Sorten zuerst garen, weichere später hinzufügen.

GEMÜSE-ANTIPASTI MIT TOMATEN-DIPP

Zutaten für 2 Portionen
FÜR DAS ANTIPASTI 3 Stangen Sellerie | 2 Karotten | ½ Salatgurke |
1 Chicorée

FÜR DEN TOMATEN-DIPP 1 Tomate | 1 Knoblauchzehe | 3 Stiele glatte
Petersilie oder Liebstöckel nach Belieben | 100 g Sonnenblumenkerne |
100 g getrocknete Tomaten, in Öl eingelegt | 1 EL frisch gepresster
Zitronensaft | 100 ml Basenfasten-Basisbrühe

Für den Dipp die Tomate waschen, halbieren, den Blütenansatz herausschneiden. Den Knoblauch abziehen. Die Petersilie (oder den Liebstöckel)
waschen und trockentupfen. Alle Zutaten für den Dipp in einem Multizer-
kleinerer fein zerkleinern. Dabei nach und nach Gemüsebrühe zugeben, bis
ein dickflüssiger Dipp entstanden ist. Mit wenig Salz und Pfeffer würzen
und in ein Schälchen füllen. Sellerie, Karotten, Salatgurke und Chicorée
waschen. Vom Sellerie die Fäden abziehen. Karotten und Gurke schälen.
Alles Gemüse in etwa 5 cm lange Stäbchen schneiden, auf einer Platte
anrichten und mit dem Tomaten-Dipp servieren.

TIPP

Übrig gebliebener Tomaten-Dipp
eignet sich hervorragend als
„Sauce" für Gemüsenudeln.
Einfach den Dipp mit etwas
Gemüsebrühe verrühren, damit
er flüssiger wird, und über
Gemüsenudeln, zum
Beispiel aus Karotten, Kohlrabi,
Zucchini o. ä., träufeln.

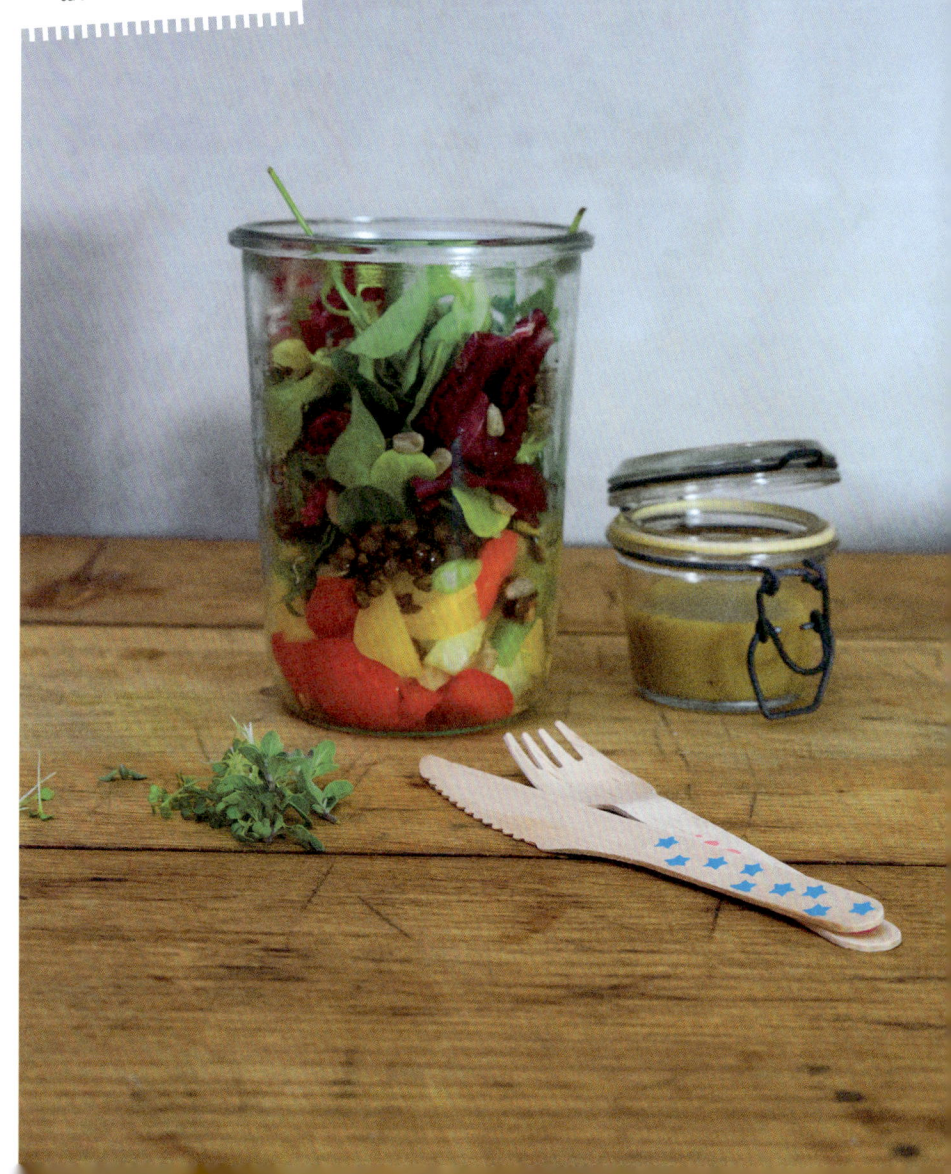

Simpel unterwegs?

Freilich kann man auch
außer Haus weiter an seinem
Switch arbeiten. Der Salat-
to-go macht es einem leicht
– und ist lecker.

SALAT-TO-GO IM GLAS ALS BAUKASTEN

Für 1 Glas à 500 ml Inhalt
Alle Zutaten vorbereiten und mit der 1. Schicht von unten beginnend nacheinander auffüllen. Das Dressing kann man wunderbar separat abfüllen und gut verschlossen mitnehmen. Alternativ kann es auch zuerst ins Glas gegeben werden, bevor die übrigen Zutaten hinzukommen. Aufrecht transportieren, damit der Salat frisch und knackig bleibt. Kurz vor dem Essen das Glas schütteln.

1. SCHICHT 1 Handvoll Rohkost-Gemüse, Sorten nach Belieben, auch gemischt, gewürfelt oder in mundgerechten Stücken zum Beispiel Tomate, Gurke, Paprika, Zwiebel, Lauchzwiebel, Kohlrabi, Karotte, Zucchini, Radieschen, Maiskörner, Stangensellerie, Fenchel, Champignons

2. SCHICHT etwa 2-3 EL gekochte Hülsenfrüchte oder Pseudogetreide, zum Beispiel Amaranth, Quinoa, Buchweizen, Hirse, gelbe, rote, grüne Linsen – auf Vorrat nach Packungsanleitung kochen und im Kühlschrank in einer verschlossenen Dose 2-3 Tage aufbewahren

3. SCHICHT 1 Handvoll Salatblätter, gewaschen und geputzt, in mundgerechten Stücken, zum Beispiel Feldsalat, Chicorée, Chinakohl, Kopfsalat, Endivie, Radicchio, Romana, Spinat, Grünkohl, Mangold

4. SCHICHT 1-2 EL Topping
Sonnenblumenkerne, Kürbiskerne, Mandeln, Walnusskerne, Haselnusskerne, Sesamsamen, Sprossen, Keime, Micro-Greens, gehackte vorgegarte Maroni, Hanfsamen

5. SCHICHT 1 TL gehackte Kräuter: Wildkräuter (etwa Giersch, Löwenzahn, Wiesensauerampfer, Knoblauchrauke, Brennnessel, Wiesenklee), Petersilie, Liebstöckel, Koriander, Schnittlauch

UND NOCH EIN DRESSING-TO-GO

Etwa 3 EL pro Portion, für etwa 300 ml
Den Saft von 2 Zitronen und 1 Orange mit 2 TL mittelscharfem Senf, 60 ml Olivenöl und 40 ml Walnussöl in ein Schraubglas füllen. Mit wenig Salz und Pfeffer würzen. Gut verschließen, kräftig schütteln und im Kühlschrank 3-4 Tage aufbewahren.

FENCHEL-KAROTTEN-SALAT MIT LINSEN-DRESSING

Zutaten für 2 Portionen
50 g Beluga- oder grüne Le Puy Linsen | 1 große Fenchelknolle |
2 Karotten | 3 EL Aceto Balsamico | Saft 1 Orange |
1 TL körniger Senf | 3 EL Olivenöl | wenig Salz | frisch gemahlener
schwarzer Pfeffer | 1 Handvoll Rucola

Die Linsen in einem Sieb gründlich waschen und mit 200 ml Wasser
aufgießen. Zum Kochen bringen und 15 Minuten bei mittlerer Temperatur kochen. Inzwischen den Fenchel waschen, halbieren und den Strunk
herausschneiden. Die Hälften in dünne Spalten schneiden oder hobeln. Die
Karotten waschen, schälen und nach Belieben in dünne Scheiben oder mit
dem Sparschäler in lange Streifen schneiden.
Fenchel und Karotten in einer Schüssel mischen. Den Balsamico mit Orangensaft, Senf und Olivenöl verrühren. Mit Salz und Pfeffer würzen. Die
Linsen abgießen und zum Dressing geben. Den Salat damit marinieren
und 10 Minuten ziehen lassen. Den Rucola waschen, trockentupfen und
verlesen. Locker unter den Salat heben und auf Tellern anrichten.

DREIERLEI BOHNENSALAT MIT
SESAM-INGWER-DRESSING

Zutaten für 2 Portionen
250 g Edamame (Sojabohnen in Schoten, zum Beispiel
tiefgekühlt im Asialaden) | 200 g Fisolen (grüne Bohnen) | 150 g weiße
Bohnenkerne | 1 rote Zwiebel | 2 cm Ingwerwurzel |1 EL geröstete
Sesamsamen | 2 EL Tamari | 1 Limette | 3 EL Traubenkernöl |
wenig Salz | frisch gemahlener schwarzer Pfeffer

Die Edamame 5 Minuten in gesalzenem Wasser kochen, abgießen und aus
den Schalen lösen. Die Fisolen waschen, putzen und in 3 cm lange Stücke
schneiden. In kochendem Salzwasser 5-8 Minuten bissfest kochen. Die
weißen Bohnenkerne in einem Sieb abspülen. Die rote Zwiebel schälen und
in Streifen schneiden. Die Fisolen und die Zwiebelstreifen in einer Schüssel
mischen.
Den Ingwer schälen und fein reiben. Zusammen mit Sesam, Tamari, Limet-
tensaft und Traubenkernöl verrühren. Mit wenig Salz und etwas Pfeffer
würzen. Den Bohnensalat damit marinieren und nach Belieben 30 Minuten
durchziehen lassen. Mit frischen Kräutern garniert servieren.

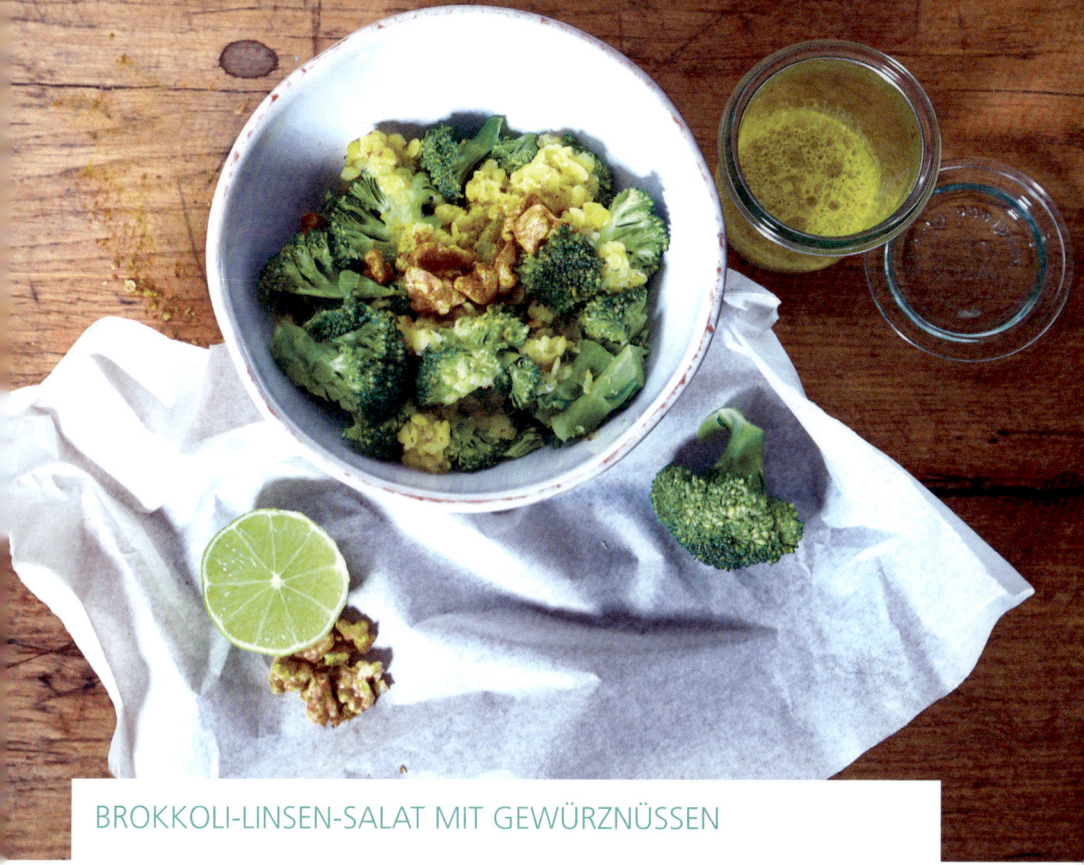

BROKKOLI-LINSEN-SALAT MIT GEWÜRZNÜSSEN

Zutaten für 2 Portionen
100 g gelbe Linsen | 1 kleiner Brokkoli | 1 Stange Sellerie |
50 g Walnüsse | 1-2 Kakaobohnen (oder 1 TL Kakaonips) |
je 1-2 Msp. Koriander, Kurkuma, Kreuzkümmel | 1 Zitrone |
1 TL mittelscharfer Senf | 30 ml Walnussöl | 30 ml Olivenöl | wenig Salz |
frisch gemahlener schwarzer Pfeffer

Die Linsen in einem Sieb abspülen und mit 300 ml Wasser zum Kochen
bringen. Bei mittlerer Temperatur etwa 10 Minuten bissfest garen.
Anschließend abgießen. Brokkoli putzen, waschen und kleinschneiden.
Den Sellerie waschen, die Fäden ziehen und die Selleriestange in dünne
Scheiben schneiden. Brokkoli und Sellerie zusammen mit den Linsen in
einer Schüssel mischen. Walnüsse hacken, in einer Pfanne ohne Fett kurz
anrösten. Kakaobohne im Mörser zerstoßen und mit den Gewürzen zu den
Walnüssen geben. Gut durchmischen. Zum Abkühlen auf einem Teller verteilen. Für das Dressing Zitronensaft, Senf, Walnussöl und Olivenöl verrühren. Mit Salz und Pfeffer würzen und unter den Salat mischen. Den Brokko-
li-Linsen-Salat anrichten und mit den Gewürznüssen bestreut servieren.

DAS FASTENBRECHEN

Die Lieblingssuppe von Marion bringt einen mit Fröhlichkeit vom Fasten ins Genießerleben. Es gibt endlich wieder eine Portion Eiweiß. In Form von Lachs. Wildlachs. Der versorgt auch noch mit Omega-3-Fettsäuren für die gute Laune. Die durften wir aus ihrem Buch „Prinzip Pure" hierher verpflanzen. Sie passt einfach zu gut zum Switch.

DIE FASTENBRECHER-SWITCH-SUPPE

Zutaten für 2 Portionen
300 g Wurzelgemüse (Karotten, Topinambur, Petersilienwurzel oder Steckrübe) | 1 Stange Lauch | 1 EL Butter | ½ l Gemüsebrühe | 200 g Lachs (z.B. Norwegischer Fjordlachs) | 1 Schuss Schlagobers (Sahne) | wenig Salz | Pfeffer aus der Mühle | 1 Bund Dill

Wurzelgemüse putzen, schälen und in grobe Stücke schneiden, Lauch putzen, waschen und in Ringe schneiden. In einem Topf den Lauch in der Butter kurz andünsten (nicht zu heiß, damit die Butter nicht anbrennt). Das vorbereitete Wurzelgemüse hinzufügen, kurz anrösten, dann mit der Gemüsebrühe aufgießen. Alles aufkochen und 10 Minuten sanft köcheln lassen. Kurz mit dem Stabmixer fein pürieren.
Den Lachs waschen, trockentupfen, grob würfeln und 5 Minuten bei kleinster Hitze in der Suppe gar ziehen lassen. Nach Belieben mit Schlagobers, Salz und Pfeffer abschmecken, in Schälchen füllen und großzügig mit fein gehacktem Dill bestreut servieren. Macht satt, ohne alles. Mit Limonenscheiben servieren.

TIPP

WER KEINEN LACHS MAG,
ersetzt ihn durch einen
andern Fisch. Lecker schmeckt
die heimische Forelle,
aber auch der Wolfsbarsch.
Auf www.**WWF.AT** findet man
einen tollen Fischeinkaufsratgeber.
Damit man das Fasten
auch mit gutem Gewissen
und nachhaltig bricht.

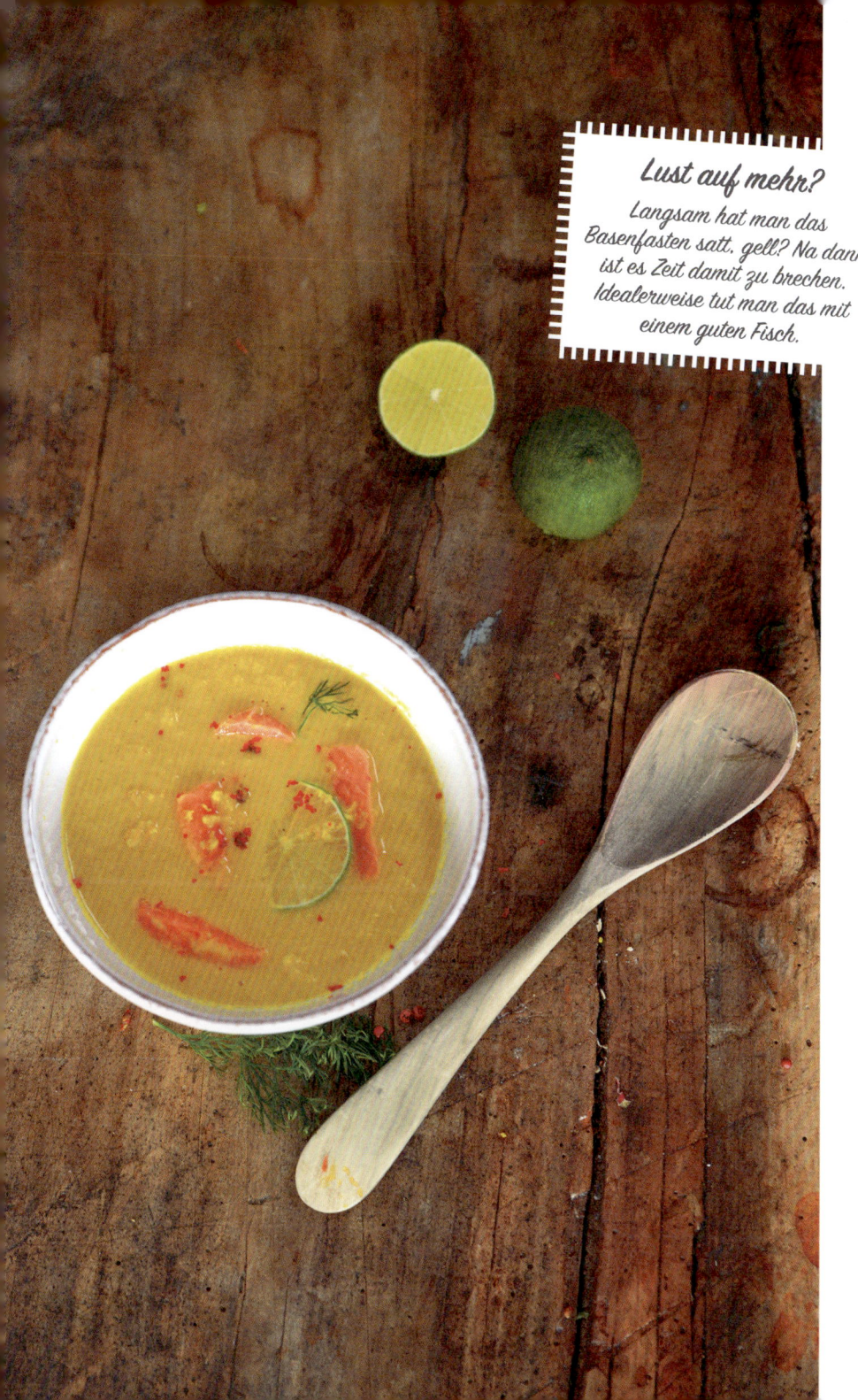

Lust auf mehr?

Langsam hat man das
Basenfasten satt, gell? Na dann
ist es Zeit damit zu brechen.
Idealerweise tut man das mit
einem guten Fisch.

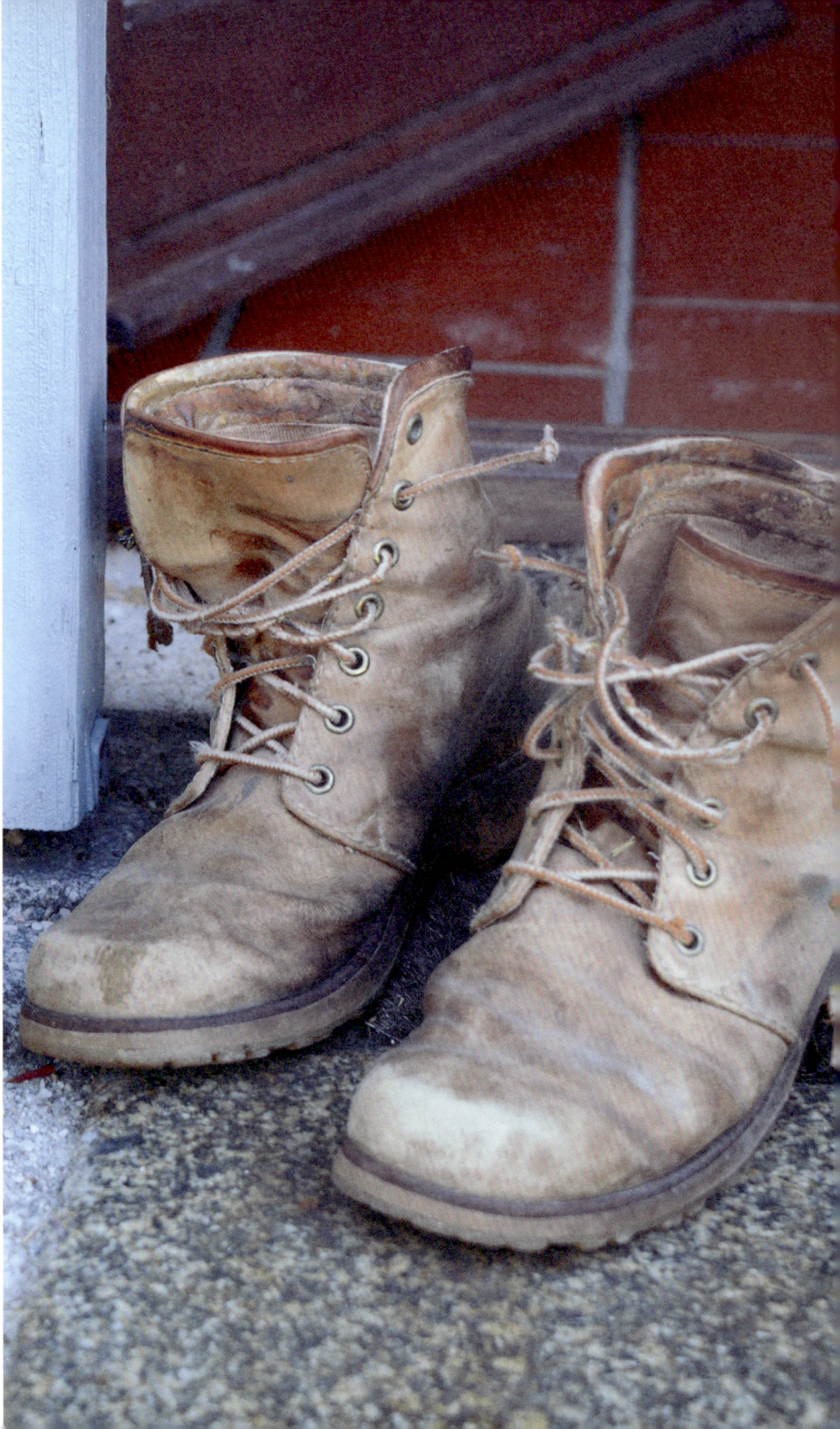

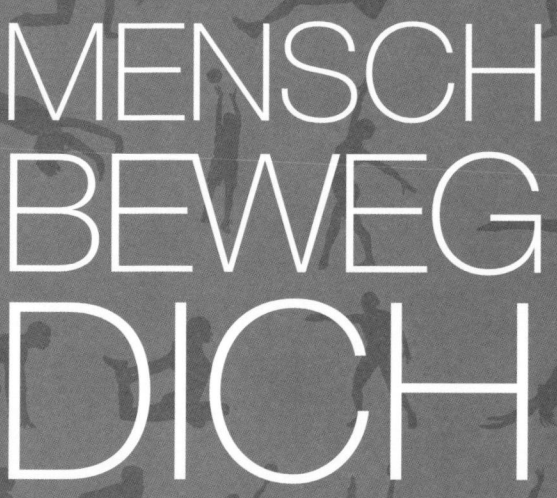

MENSCH
BEWEG
DICH

MOBIL, WACH &
GLÜCKLICH

WICHTIGES WISSEN,
CLEVERE ÜBUNGEN
– AUCH ALS VIDEO

MUSKEL-MEDIZIN TANKEN

Bewegung ist die Medizin des Jahrhunderts. Jede Muskel-Aktion ist so etwas wie eine kleine Fasteneinheit für den Körper. Wer sich fragt, warum soll ich mich überhaupt bewegen?, kriegt von mir als Antwort: Bewegung ist Leben. Und wer sich ausreichend bewegt, hat in jedem Lebensabschnitt die größtmögliche Lebensqualität. Das heißt, wenn er nicht dauernd Braten und Kaiserschmarrn isst. Und sich zu entspannen weiß. Anspannung – Entspannung. Beide Pole bringen uns in Balance.

BEWEGUNG IST MEHR

Ohne Bewegung funktioniert keine Diät. Man muss die Muskeln aktivieren, denn die verbrennen das Fett. Bewegung ist heute mehr als schnell mal Laufen gehen – oder an der Kraftmaschine ackern. Bewegen heißt: Bindegewebe (Faszien) trainieren, Gelenke mobilisieren, Koordination schulen, Balance ernten, über die Lymphe den Körper entgiften, Verspannungen abbauen, Kondition und gute Laune tanken.

Bewegung. Nö. Keine Zeit. Mir zwicken die Knie. Da geht mir die Luft aus... Auch hier gilt: Such nicht danach, warum etwas nicht geht, sondern danach, wie es möglich ist. Wenn man etwas im Leben verändern möchte, muss man aus seiner Komfortzone heraustreten. Nur jeder für sich selbst kann etwas verändern. Ich frage immer: Bist du Spieler oder Spielball? Das Ziel: immer Spieler sein! Mit meiner 16-jährigen Erfahrung als Personal Trainer kann ich nur sagen: In unserer heutigen bewegungsarmen Vielsitzen-Zeit ist regelmäßiges Ausdauer- und Krafttraining unverzichtbar. Und dazu versuche ich in allen meinen Fastenkursen die Menschen zu bewegen. Das ist nicht nur wichtig für das Herz-Kreislauf-System, starke Muskeln und feste Knochen sind besonders wichtig auch für unseren Geist und unsere Seele. Bewegung lindert Gemütsschwankungen und Depressionen und macht uns wirklich, wirklich gescheit.

Wie oft sollte man sich bewegen?

Täglich. Am besten drei kleine Aktiveinheiten in den Tag packen. Morgens Aktiv Erwachen, nachmittags Walken gehen. Abends ein paar Übungen aus der Life-Kinetik absolvieren. Täglich mindestens 30 Minuten Ausdauertraining sollten Alltag werden. Genauso wie zwei Mal die Woche 45 Minuten Muskeltraining. Dann am besten noch 3 Mal im Monat einen Aktivtag einlegen. Wie Wandern gehen.

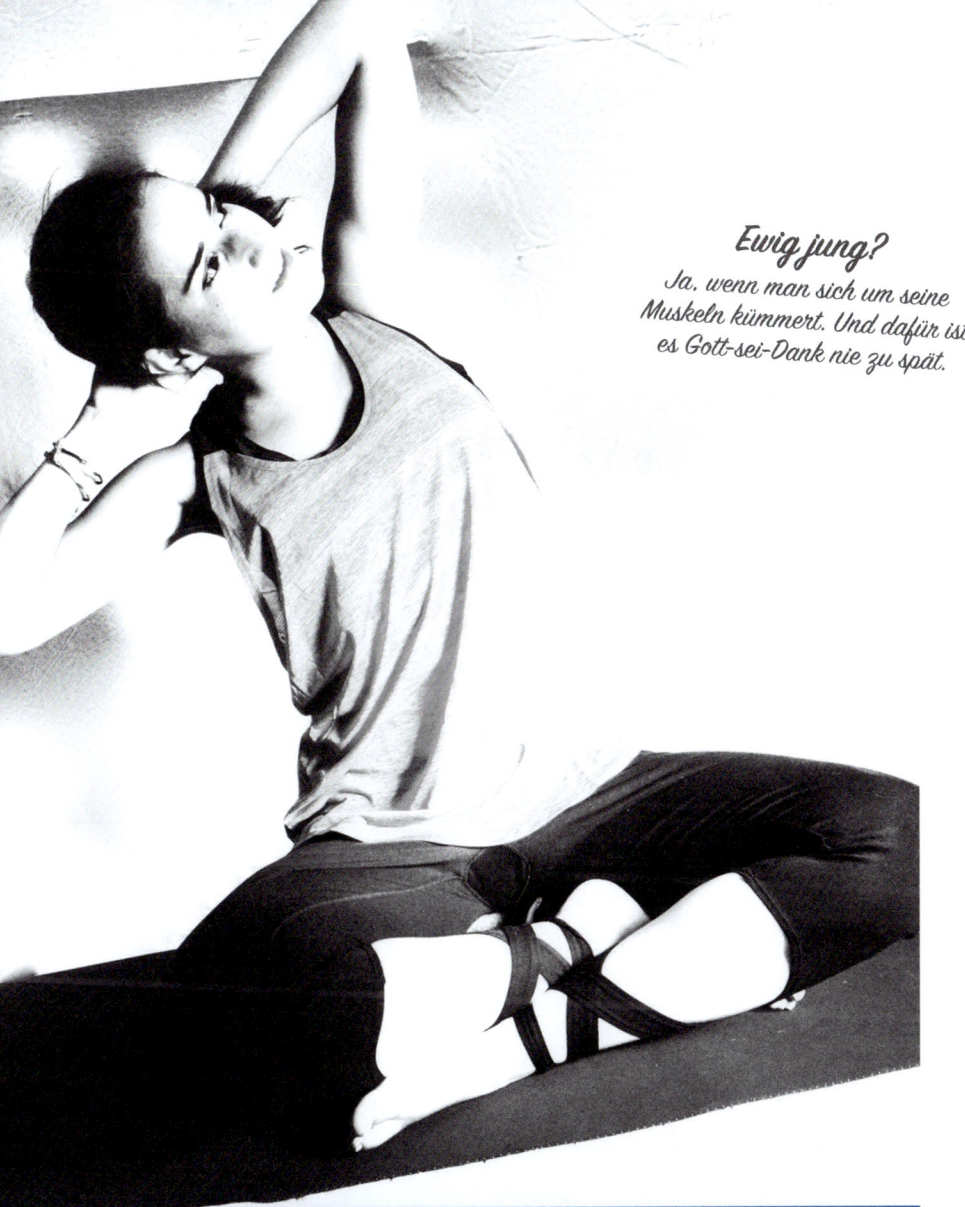

Ewig jung?
Ja, wenn man sich um seine Muskeln kümmert. Und dafür ist es Gott-sei-Dank nie zu spät.

WAS TUT BEWEGUNG FÜR MICH?

SIE VERHINDERT ODER LINDERT Muskelabbau + Übergewicht + Cellulite + Migräne + Arthrose + Alzheimer, Demenz + Diabetes + Herzkrankheiten + Schlaganfall + Depressionen + Faltentiefe + Rheuma + Rückenprobleme + Inkontinenz...

DER AUSDAUER LEICHTER START

Am Anfang jedes Bewegungs-Trainings steht die Ausdauer. Und die tankt man am allereinfachsten Schritt für Schritt. Spazieren gehend, walkend, laufend – die Schnelligkeit passt man an die individuelle Leistungskraft an. Und man ist an der frischen Luft. Der Motivator, der den Anfänger vom Sofa holt, ist der Schrittzähler. Der schickt einen rein ins Muskel-Fasten, in die Fettverbrennung. 10 000 Schritte reichen am Tag, um Übergewicht und Diabetes vorzubeugen, den Blutdruck zu senken, das Herz zu schützen – länger und gesünder zu leben. Wie viel gehst Du denn? Normalmenschen schaffen so 3 000 bis 5 000 Schritte. Also Schrittzähler umschnallen (gibt's schon für ein paar Euro) – und raus in die Natur. Übrigens: Ein Schrittzähler motiviert. Mit ihm haben wir mehr Lust, Fitness-Punkte zu sammeln, gehen mehr. Ganz von alleine. Ganz nebenbei. Wer drinnen ist, nimmt das Laufband, den Crosstrainer oder walkt, läuft, hüpft auf dem Trampolin.

Ausdauertraining während der Switch-Woche

Ausdauertraining ist das Krafttraining für das Herz-Kreislauf-System und für die Lunge. Betrifft das Herz, die Blutgefäße, die Muskulatur, die Lunge, die Psyche – ja, die ist ganz wichtig und auch bei vielen Krankheiten wirkt es sich positiv aus. Ausdauertraining heißt: Laufen, Walken, Radfahren, Schwimmen, Langlaufen, Crosstraining, Trampolinieren. Es gibt viele Möglichkeiten. Da kann jeder für sich das finden, was ihm Spaß macht. Der Crosstrainer ist für mich eines der wertvollsten Fitnessstudiogeräte. Auf dem Crosstrainer steht man, bewegt sich gegengleich, nicht nur die Beine, auch den Oberkörper. So wie beim Langlaufen, das ist mein persönlicher Lieblingssport. Und die Marion liebt das Trampolin. Da hat sie mich auch schon ein bisschen angesteckt. Weil da trainiert man die Ausdauer und auch gleich noch die Muskulatur. Und das Auf und Ab macht fröhlich. Während der **Heilfasten-Tage** sollte man kein Ausdauertraining machen, wenn man nicht schon vor dem Fasten viel und regelmäßig trainiert hat. Dafür gibt's viel Bewegung an der Frischluft – Wanderungen sind bis zu drei Stunden möglich, immer mit dabei: Wasser und sicherheitshalber Traubenzucker oder Frubiase, eine hochdosierte Kombination aus Mineralstoffen, Vitaminen und Spurenelementen, ganz ohne Zucker. Während der **Basenfasten-Tage** ist ausreichend Energie für ein umfangreiches Sportprogramm vorhanden. 10 000 Schritte pro Tag, ideal wären 15 000 Schritte oder 90-120 Minuten Bewegung. Auch lange Wanderungen bis zu 5 Stunden sind möglich. Weitere Sportarten können sein: Walking, Nordic Walking, Laufen, Trampolin, Radfahren, Schwimmen, Golfen.

EIN TRAINING FÜRS HERZ Wer hat schon länger keinen regelmäßigen Ausdauersport mehr gemacht? Nehmen wir Stefan. Der fährt nach einer Fastenwoche voll motiviert nach Hause, nimmt sich vor, 3 Mal pro Woche ein Ausdauertraining zu machen. Manfred hat ja gesagt, man solle langsam anfangen. Stefan war auch schon beim Arzt und kennt seinen optimalen Trainings-Puls. Als Anfänger darf er mit einem Puls zwischen 125 und 135 Nordic Walken. Vor dem Training mobilisiert er seine Gelenke und geht dann 30 Minuten mit 130 Puls auf die Piste. Daheim unter der Dusche fühlt er sich pudelwohl. Das Gehirn freut sich über den vielen Sauerstoff. Nur das Herz denkt sich: Das war jetzt aber nicht gemütlich. Der Depp hat jahrelang nix gemacht. Und nun pump ich 30 Minuten lang mit einem Puls von 130. Ist der noch sauber? Das finde ich nicht lustig. So denkt das Herz. Erst mal. Wenn Stefan nun nach zwei Tagen Pause wieder Nordic Walken geht und das dann sogar regelmäßig wiederholt, dann sagt sich das Herz: Schluss, aus, jetzt müssen wir etwas machen. Ich muss stärker werden und aufrüsten. Was passiert? Das Herz wird stärker und auch ein bisschen größer und arbeitet ökonomischer, für ein längeres Leben.

MEHR HERZSCHLÄGE FÜRS LEBEN In Europa beträgt der Durchschnittsruhepuls 72. Viel zu hoch! Ein Ruhepuls zwischen 50 und 60 zeigt: ah, sehr sportlich. Zwischen 60 und 70: gut, auch hier wird sich bewegt. Alles darüber ist schon bescheiden. Manche sitzen im Büro, bewegen sich nicht und haben einen Puls von 110. Wenn man den Ruhepuls um 10 Schläge pro Minute senkt, gewinnt man 5,26 Millionen Herzschläge im Jahr. Das Herz schlägt 5,26 Millionen mal weniger mit mehr Leistung. Deshalb ist Ausdauertraining so wichtig für das Herz.

MAN FÜHLT SICH FITTER Durch Ausdauerbewegung erhöht man langsam, aber sicher sein Lungenvolumen, auch das Atem-Minuten-Volumen. Das heißt mehr Sauerstoff für den Körper, sprich mehr Energie. Ausdauer macht mehr Mitochondrien. Das sind unsere kleinen Energiekraftwerke in der Muskelzelle. Je mehr davon wir haben, je praller und vitaler diese sind, desto vitaler sind auch wir. In diesen Kraftquellen wird auch Fett verbrannt. Wer viele Mitochondrien hat, kann viel Fett verbrennen. Hat viel Energie.

DER SPORT UND DIE SEELE Eine Burnout-Klinik nach der anderen öffnet ihre Pforten. Bewegung würde vorbeugen. Auch dann, wenn man schon unter Gemütsschwankungen, Burnout oder Depressionen leidet, ist Sport unverzichtbar. Weil man durch Bewegung Stresshormone abbaut. Dass wir sie haben, ist ja gut. Schon seit es Säbelzahntiger gibt. Sie machen uns schnell und stark für den Kampf oder die Flucht. Da werden dann jede

Menge Adrenalin, Noradrenalin und Kortisol gebildet, damit man schnell Leistung bringen kann. Wir gehen nicht mehr auf die Jagd. Können auch nicht unbedingt ständig davonlaufen oder kämpfen. Heißt: Die Stresshormone bleiben dort, wo sie sind. Im Körper. Und zerstören die Gefäße, die Nerven, das Herz, das Hirn... Der moderne Säbelzahntiger sitzt im Nacken in Form von Hetze, Mobbing, Leistungsdruck... Wir sitzen in der Arbeit, und viele kleine negative Impulse sorgen dafür, dass dauernd immer mehr Stresshormone gebildet werden. Dann steigt man ins Auto ein und steht noch eine Stunde im Stau. Das fördert auch nicht gerade den Abbau der Stresshormone. Der Gipfelstress zu Hause, schlaflose Nächte... Was tun? Die Bewegung an der frischen Luft ist ein Heilmittel. Das steckt in unseren Genen, wenn man in den Wald geht, fühlt man sich gut. Vor allem, wenn man das mit Achtsamkeit kombiniert. Was sehe ich? Wurzeln, Tannennadeln, Sonnenstrahlen auf den Blättern tanzen, Amsel, Pfauenauge... Was höre ich? Kuckuck, Windsäuseln, knisternde Zweige. Was spüre ich? Wind auf der Backe, Glück im Bauch, wie sich der Kiefer entspannt... Wer übrigens morgens seinen Achtsamkeits-Lauf macht, der erhöht nachweislich seine Stressresistenz und bildet gar nicht erst so viel Stresshormone.

WUNDERBAR AM AUSDAUERTRAINING ist der schnelle Erfolg, den man anfangs verbuchen kann. Wie oft sollte man laut Schulmedizin Ausdauertraining machen? 3 Mal pro Woche 45 bis 60 Minuten. Neue Studien zeigen: Täglich 30 Minuten sind auch effektiv. Beim Radfahren ein bisschen länger, da nur die Beine trainiert werden, also nur 50 Prozent der Muskulatur. Nordic walkend oder beim Laufen benötigt man 75 Prozent der Muskulatur. Und beim Langlaufen, wenn man zusätzlich lacht und die Gesichtsmuskulatur mit dazu nimmt, sogar 100 Prozent. Das gilt auch für den Crosstrainer und das Trampolin.

KONTROLLE IST BESSER Eine Pulsuhr würde ich mir auf jeden Fall besorgen, die ist vor allem für Anfänger unverzichtbar. Man hat einfach das Gefühl nicht. Unter Männern gibt es ja die „Halbstarken", die sich gerne ins Zeug legen. Wenn ich ihnen die optimale Pulsfrequenz aufschreibe, sind sie enttäuscht, sie wären lieber viel schneller unterwegs. Tun das oft auch, sind nach 5 Minuten fertig, können nicht mehr. Wenn man sich an der anaeroben Schwelle entlang bewegt, ist man ganz schnell an seiner Grenze, und der Trainingserfolg liegt bei Null. Man übersäuert total. Wer mit der Pulsuhr kontrolliert, kann entspannt beginnen und mit der Zeit Zusatzreize setzen. Man kann z.B. 15 Minuten in moderatem Tempo gehen, dann 5 Minuten sehr schnell. Ist die Gegend hügelig hat man das natürliche Fahrtspiel.

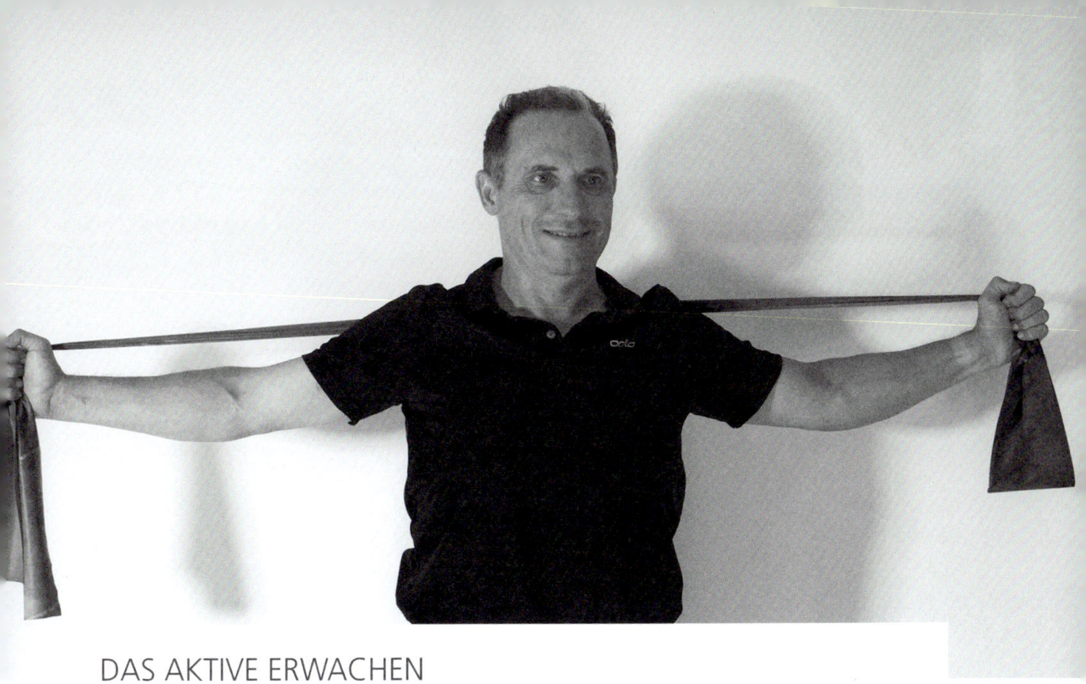

DAS AKTIVE ERWACHEN

Das mir wichtigste Programm ist das Aktive Erwachen. Darum findet man die Übungen auch alle in diesem Buch auf Seite 124. Was ist so wichtig daran? Wir starten positiv in den Tag. Wer will, bemüht vorher noch die Lachmuskulatur 60 Sekunden lang. So lässt man das typische Jammern gar nicht erst zu. Dann geht es aber los. Mit den Atemübungen bringen wir gleich mal eine große Portion Sauerstoff in den Körper. Dann mobilisieren wir alle Gelenke von Kopf bis Fuß, sprich ernähren die Gelenkknorpel und die Bandscheiben, transportieren den Stoffwechselmüll ab. Verbessern die Beweglichkeit. Dann aktivieren wir den Kreislauf. Dehnen die Faszien – und was ganz wichtig ist, wir wecken unsere Energie. 20 Übungen, 20 Minuten, der Tag ist gemacht, die Energie gewonnen – und das Leben verlängert. Wer will, switcht auf meine Seite www.switchdurchfasten.com und macht die Übung mit mir im Wohnzimmer, angeleitet durch ein Video.

TIPP

Und wer dann schon mal auf meiner Seite ist, kann sich die anderen Übungen mit Faszienrolle und Theraband auch gleich ansehen:
www.switchdurchfasten.com

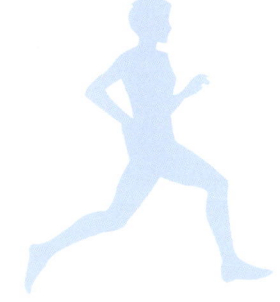

DAS KRAFTTRAINING

Wer fastet, muss in dieser Zeit auch etwas für seine Muskeln tun, damit sie nicht abgebaut werden. Das ist Altern pur und beginnt mit 30. Das kann man gleich aufs Leben anwenden. Die Fastenwoche ist also ein wunderbarer Aktivator, auch in dieser Richtung etwas in seinem Leben zu ändern. Aus meinem Rücken- und Faszientraining kann man während der Fastenwoche alle Übungen ins Leben integrieren. Wir machen kein Maximalkraft-, Hypertrophie- und Schnelligkeitstraining. Krafttraining sollte eher ein Aktivierungstraining sein, d.h. viele Wiederholungen, wenig Gewicht sowie Übungen mit dem eigenen Körpergewicht. Mit einem effektiven Training verzeichnet man binnen eines Jahres schon einen super Erfolg. Auch einmal die Woche wirkt sich schon positiv aus. Für unsere Switchwoche gilt: Täglich drei Einheiten, bitte wenigstens 3-4 Mal pro Woche: Wirbelsäulengymnastik, Yoga, Pilates, Mobilisations-, Dehnungs-, Gleichgewichtsübungen, moderates Muskeltraining, Kräftigungstraining mit dem Theraband, Faszientraining, Gehirnakrobatik. Die Übungs-Videos findet Ihr kostenlos auf www.switchdurchfasten.com. Mit eurem Passwort 007fastenFit.

WARUM SOLLTE MAN REGELMÄSSIG, also zwei Mal die Woche, Kraft trainieren? Weil wir kontinuierlich Muskulatur, Knochenmasse (Osteoporose) und geistige Leistungsfähigkeit abbauen. Muskeltraining schützt uns davor. Nur wer den Muskel trainiert, macht den Knochen stark. Und: Man kann nur Fett verbrennen, wenn man auch genügend Muskulatur hat. Und Muskeltraining beugt Demenz vor.

DIE BESTE NACHRICHT: Egal wie alt man ist, wenn man sich um seine Muskeln kümmert, hat man Erfolg. Auf dem eigenen Level. Ich habe einige Jahre Herrn Karl Wlaschek, den Gründer von Billa, betreut, da war er bereits 90 Jahre alt. Er hatte in seinem Leben nie Sport gemacht, und ich sollte ihn aktivieren. Zu unserem ersten Treffen kam er mit einer Zigarette in der Hand. Er wollte mich provozieren. Seine Zigarette habe ich ignoriert. Das hat ihn wohl geärgert. Er fragte mich, was ich von der Zigarette halte. „Was soll ich von ihr halten?", habe ich gesagt, „Sie können tun und lassen was Sie wollen. Sie machen einfach so weiter, wie Sie es gewohnt sind, rauchen, trinken und essen können Sie, wie Sie wollen. Ich muss erst einmal 90 Jahre alt werden, wie Sie, dann kann ich Weisheiten von mir geben. Heute bin ich nur dazu da, Sie zu aktivieren, und das mache ich auch." Da hat er geschaut – und mich akzeptiert. Und ich habe ihn ein paar Jahre lang betreut. Und mir war es eine Ehre, seine vielen wundervollen Geschichten zu hören.

MEIN SERVICE:
COACHING FÜR JEDERMANN
ZU HAUSE

Zu Beginn ist es wichtig, dass man sich ein Programm zusammen-
stellen lässt. Man braucht schon ein System. Ich biete meinen
Klienten ein Wirbelsäulenscreening und einen Muskelfunktionstest
an und stelle ein individuelles Trainingsprogramm zusammen. Das
mit dem eigenen Körpergewicht und ein paar kleinen
Helferlein auskommt. Wie Theraband, Hanteln, Faszienrollen,
Gleichgewichtsscheibe und Trampolin. Man muss auf
Muskel-Dysbalancen oder Verkürzungen eingehen.

Was die gesunde Ernährung betrifft, biete ich die Bio-Impedanz-
Analyse an (Messung der Körperzusammensetzung – Anteile von
Körperfett, Muskelmasse, fettfreier Masse, Knochenmasse) und die
Grundumsatzmessung (Feststellung der individuellen
Kalorienmenge, die der Körper zur Aufrechterhaltung seiner
Funktionen in Ruhe benötigt). Mit den Ergebnissen dieser Tests
und der Analyse der Lebens- und Essgewohnheiten stelle ich einen
individuellen Ernährungs- und Trainingsplan zusammen.

Auf meiner Plattform **www.switchdurchfasten.com** habe
ich viele Übungen aus der Physio-Therapie, die jeder machen kann.
Und jeder kann sofort damit starten! Einfach sich per Video
coachen lassen mit funktionellem Rückentraining,
Faszien-Übungen, Kräftigung mit dem Theraband, Gleichgewichts-
und Life-Kinetik-Übungen. Und sich ein eigenes Programm
zusammenstellen.

Kostenlose Videos für Dein Trainingsprogramm!

www.switchdurchfasten.com
Dein Passwort: **007fastenFit**

AKTIVES ERWACHEN

Sauerstoff tanken. Gelenke mobilisieren. Kreislauf aktivieren. Faszien dehnen. Energie wecken. 20 Übungen, 20 Minuten, der Tag ist gemacht, die Energie gewonnen – und das Leben verlängert.

MANFRED ZU HAUSE!

Diese Übungen (und ein paar mehr) gibt es für Switch-Leser auch als 1:1-Coaching-Film. Auf www.switchdurchfasten. com (Passwort: 007fastenFit). Ihr könnt Euch auch mit unserem **Code rechts** einloggen. Und schon holt einen Manfred höchstpersönlich vom Sofa.

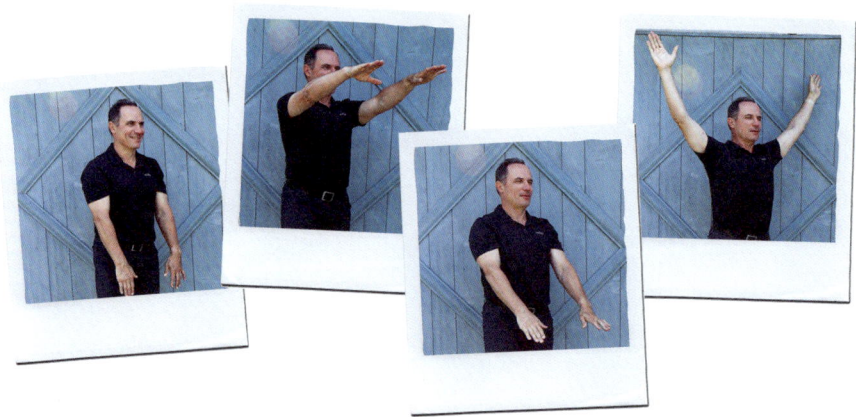

SAUERSTOFF TANKEN

Bewegung bringt Sauerstoff in den Körper. Unser Lebenselixier, das uns sofort weckt.

HÜFTBREIT HINSTELLEN Knie leicht gebeugt. Oberkörper gerade. Arme locker hängen lassen. Kopf hängt am Faden im Universum. Tief durch die Nase einatmen und während des Einatmens die Arme bis Schulterhöhe anheben. Langsam ausatmen und Arme senken. Acht mal wiederholen. Variation: Arme mit dem Atmen seitlich nach hinten oben strecken. Ebenfalls sieben mal.

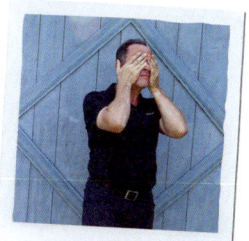

ENERGIEFLUSS AKTIVIEREN

Hier bemühen wir die Reflexzonen, unsere Energieleit-
bahnen – und wachen über die Nervenbotenstoffe auf.

GESICHT WASCHEN Hände feste reiben, bis sie Funken
sprühen. Dann von innen nach außen über das Gesicht
streifen. Sieben mal.

SCHLÄFEN MASSIEREN Mit leichtem Druck kreisförmig
die Schläfen streichen und dabei tief und langsam
atmen. In beiden Richtungen sieben mal.

AUGEN UMKREISEN Daumen auf die Schläfe und mit
Zeige- und Mittelfinger den knöchernen Augenrand
umrunden. Innen an der Augenbraue beginnen.
Tief atmen. In beiden Richtungen sieben mal.

KOPFMERIDIANE AKTIVEREN Von der Stirn
beginnend langsam mit allen fünf Fingern nach
hinten über den Nacken bis zur Schulter klopfen.
Sieben mal.

DENKMÜTZE Ohrrand von innen nach außen
rollen. Sieben mal. Dann das ganze Ohr ausstrei-
fen und durchmassieren. Die Reflexzonen
liegen nicht nur auf den Füßen, sondern
auch am Ohr. Diese kleine Übung aktiviert
den Kreislauf, das Hirn und alle Organe.

GUT ZU WISSEN

Wenn etwas weh tut, die Übung
auslassen. Und erst einmal
herausfinden, woran das
denn liegen könnte. Schmerz ist
immer ein Warnsignal des Körpers,
auf das man hören sollte.

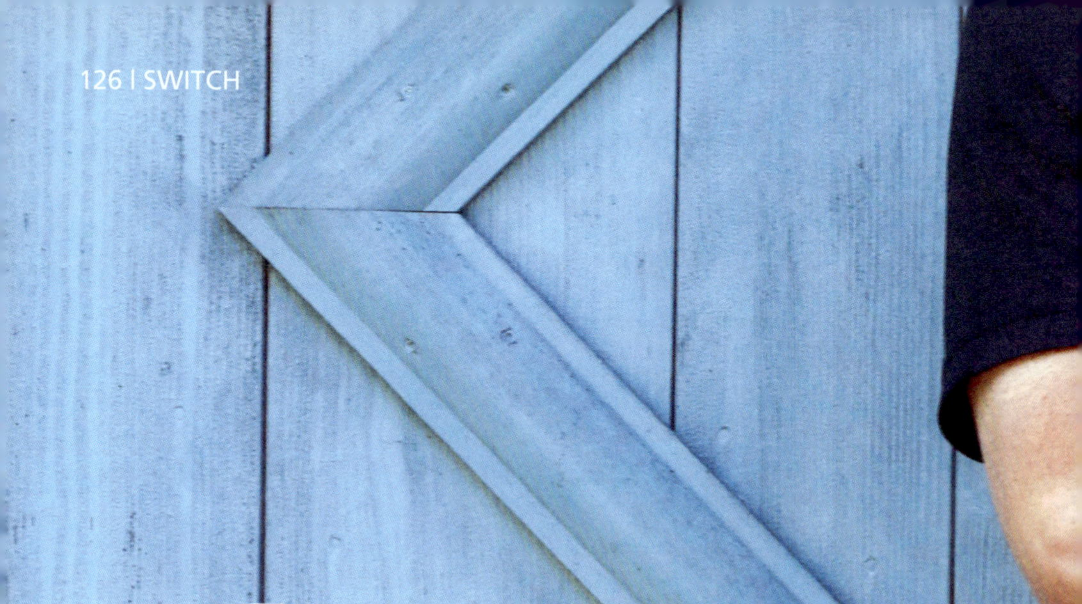

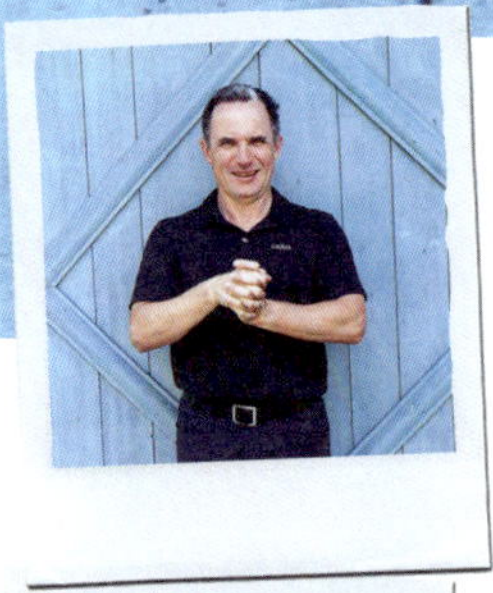

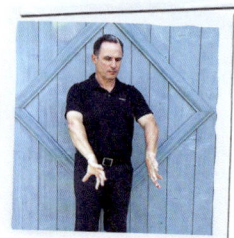

GELENKE ÖFFNEN

Gelenkflüssigkeit aktivieren, um Knorpel und Bandscheiben zu ernähren. Macht belastbar für Laufen oder Golfen und für den täglichen Sitzmarathon. Wer täglich die Gelenke öffnet, erhält sich seine Beweglichkeit bis ins hohe Alter. Schlackenstoffe, wie z.B. Harnsäure, werden durch die Mobilisation der Gelenke abtransportiert. Beugt Gelenksentzündungen und Degeneration vor. Dazu darf man sehr, sehr viel Trinken!

GRUNDHALTUNG FÜR ALLE ÜBUNGEN
Hüftbreit hinstellen. Knie leicht gebeugt. Oberkörper gerade. Schultern lockern. Arme locker hängen lassen. Bauchmuskeln sanft anspannen – Nabel Richtung Wirbelsäule ziehen. Becken leicht nach vorne kippen. Kopf hängt am Faden im Universum.

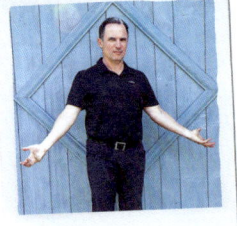

HANDGELENKE Finger verschränken, sieben mal in beiden Richtungen kreisen.

ELLENBOGEN Arme rückwärts führen und nach innen drehen, dabei einatmen. Vorwärts führen, ausatmen und Hände nach außen drehen. Sieben mal.

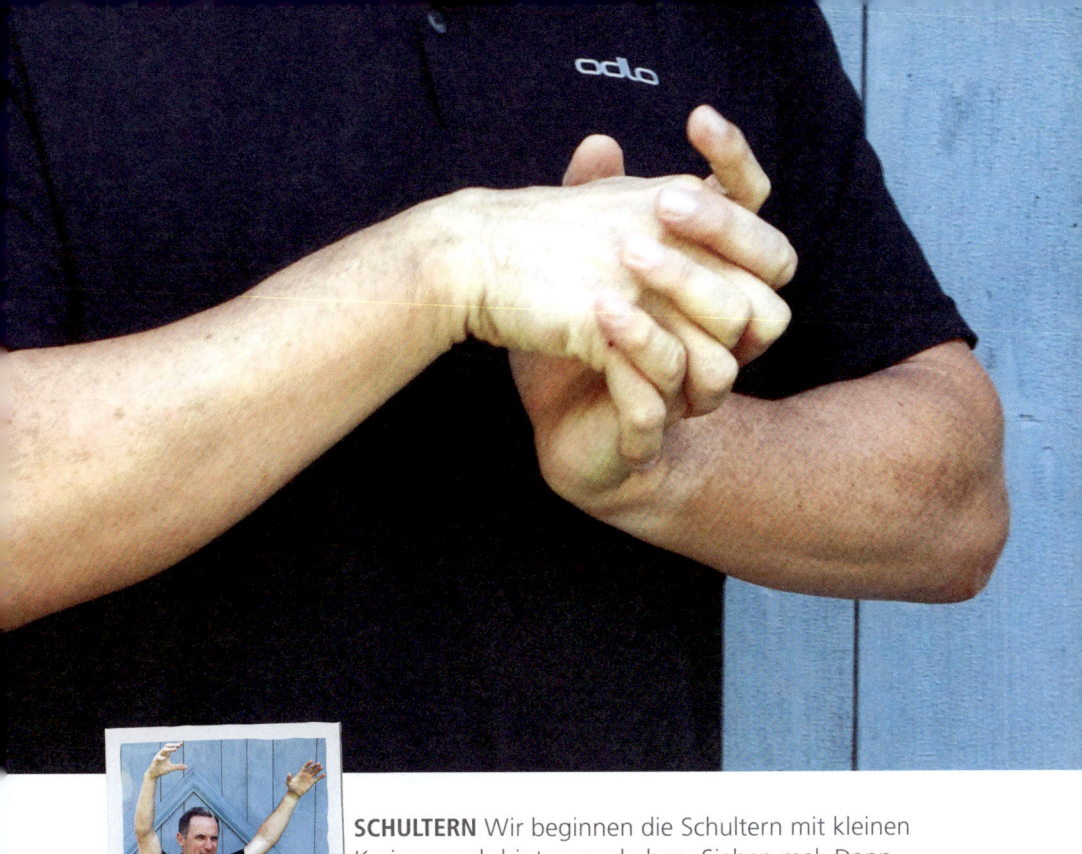

SCHULTERN Wir beginnen die Schultern mit kleinen Kreisen nach hinten zu drehen. Sieben mal. Dann die Kreise wachsen lassen, bis die Schultern an den Ohren landen. Sieben mal. Alles auslockern. Nun die gleiche Prozedur nach vorne. Je sieben mal. Nun die gestreckten Arme in großen Kreisen sieben mal nach vorne führen, dann gleich noch sieben mal nach hinten. Wer Probleme mit der Schulter hat, macht noch mal die erste Übung mit den kleinen Kreisen.

BECKEN Das Becken erst linksrum, dann rechtsrum sieben mal kreisen lassen. Nun darf man mit dem Becken noch einen liegenden Achter zeichnen. Ebenfalls sieben mal.

TIPP

Immer den Umfang der Übung auf das zuschneidern, was den Gelenken gut tut. Lieber kleinere Kreise machen als zu große.

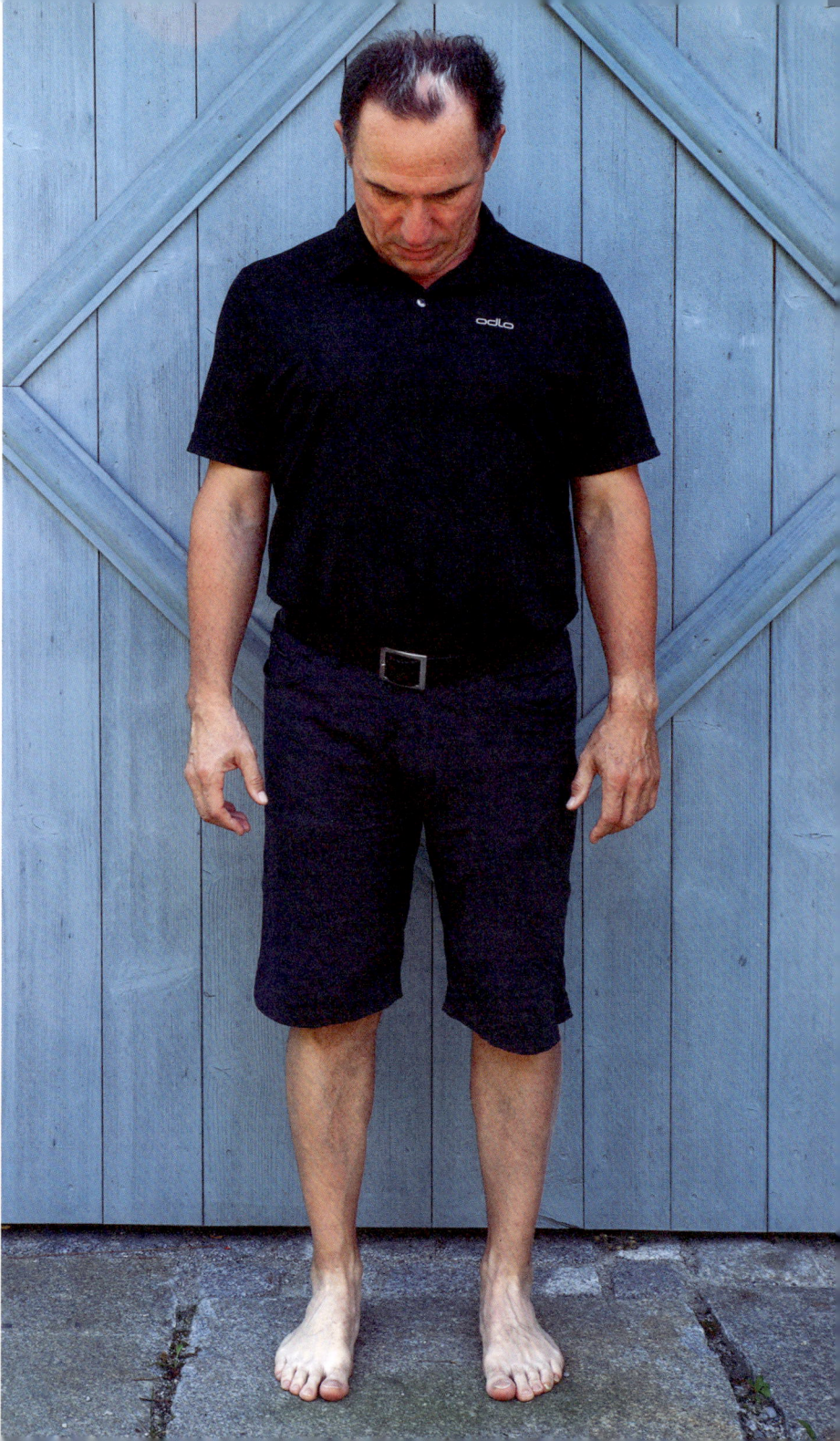

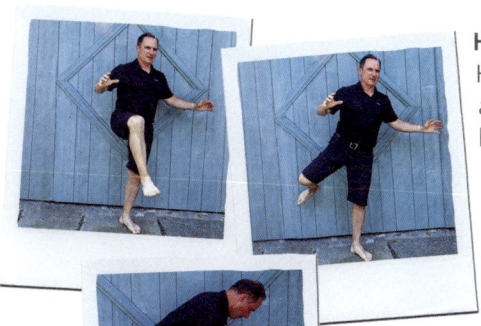

HÜFTGELENK Mit der rechten Hand abstützen. Das linke Bein abwinkeln, dann aus der Hüfte heraus das Bein nach hinten kreisen lassen. Dabei den ganzen Bewegungsumfang nutzen. Sieben mal, dann nach vorne. Dann das andere Bein.

KNIE I Füße zusammenstellen. Handflächen auf die Knie legen. Nun mit beiden Knien Kreise beschreiben. So groß wie möglich. Wenn es knackst, kein Problem. Nur wenn's weh tut: aufhören. Sieben mal rechts rum, sieben mal links rum.

KNIE II Beine auseinanderstellen. Handflächen auf die Knie, Rücken gerade halten. Knie sieben mal nach innen und sieben mal nach außen kreisen lassen.

FUSSGELENK Auf ein Bein stellen. Knie leicht beugen. Fuß sieben mal in die eine, dann in die andere Richtung drehen. Dann sieben mal hoch und runter biegen und nun sieben mal ein- und ausdrehen (pronieren oder supinieren).

HALSWIRBELSÄULE Ganz wichtig: Kopf hängt mit einer Schnur am Universum. Langsam den Kopf von einer Seite zur anderen Seite drehen. So weit es geht, aber nicht mit Gewalt. Über die Schulter blicken und drei mal ganz langsam nicken. Zur anderen Seite drehen, über die Schulter blicken. Drei mal nicken. Das Ganze pro Seite sieben mal. Dann Kinn zum Brustbein absenken. Und langsam nach rechts rollen und wieder über das Brustbein nach links. Sieben mal.

ENERGIE-PLUS-PROGRAMM

Zum Schluss bringen wir den Kreislauf auf
Hochtouren, lassen die Lymphe fließen und
dehnen die Faszien durch. Und machen noch
ein bisschen Energie-Klatschen zum Schluss.

LANGLÄUFER Knie beugen, Oberkörper leicht nach vorne
bringen. Rücken gerade. Kopf in der Verlängerung der
Wirbelsäule. Arme gegengleich vor und zurück
schwingen. Die Knie pendeln locker mit. 14 mal.
Variante: Nun abwechselnd den linken Ellenbogen zum rechten Knie bringen und umgekehrt.

VENENPUMPE
Ferse heben, langsam absenken, aber nicht bis
zum Boden. Sieben mal. Und gleich noch mal
sieben mal.

FASZIEN DEHNEN
Hüftbreit in die Grundposition. Hände vor
dem Bauch verschränken. Einatmen, dabei
die Arme hoch heben, Hände drehen,
Handinnenflächen gucken in Richtung
Himmel. Zur Seite dehnen und ausatmen.
Einatmen Mitte, ausatmen andere Seite.
Mitte. Arme runter. Drei mal.

IN DEN HIMMEL WACHSEN
Zum Schluss auf die Zehenspitzen, ganz groß machen,
Hände abwechselnd in den Himmel
strecken. Jede sieben mal.

ARME & BEINE KLATSCHEN
Auch hier hüftbreit in Grundposition
stellen. Wir beginnen rechts. Klatschen
auf der Innenseite des Arms mit der
linken Hand rhythmisch und schnell von
der Handfläche hinauf über die Schulter. Klatschen weiter außen hinunter
bis zum Handrücken. Sieben mal, Arm wechseln.

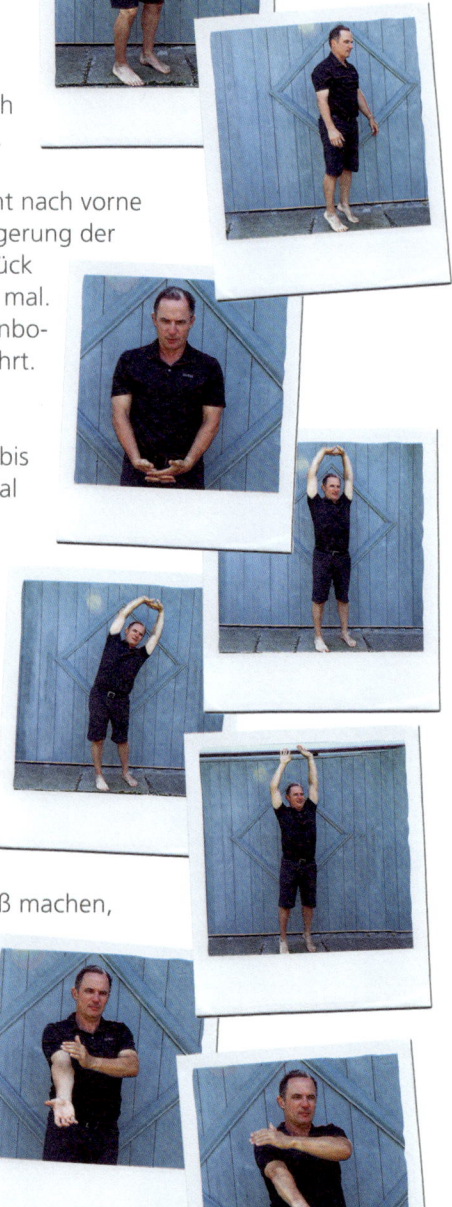

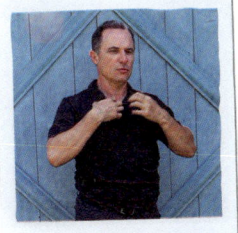

Genauso die Beine. Außen von der Hüfte bis zu den Zehen hinunter, innen bis zum Schritt hinauf.

THYMUSDRÜSE AKTIVIEREN

Diese wichtige Energiedrüse, die unsere Immunkörper ausbildet, liegt unter dem Brustbein. Man kann sie mit dieser einfachen Übung aktivieren. Die kann man übrigens auch immer mal wieder in den Tag einbauen.
Mit beiden Händen mit den Fingerkuppen am Brustbein sanft auf und ab klopfen. Etwa 1 Minute lang.

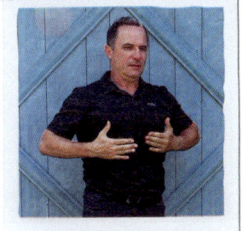

BAUCH KLATSCHEN

Nun bringen wir noch Energie in den Bauchraum. Wir klatschen rhythmisch mit angenehmem Druck von unten nach oben. 14 mal.

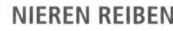

NIEREN REIBEN

Dieses Entgiftungsorgan haben wir am Schluss noch mal so richtig gern. Wir reiben mit großflächigen Kreisen mit beiden Händen zugleich über die Nieren. Etwa 30 mal.

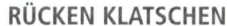

RÜCKEN KLATSCHEN

Hier ruft man um Hilfe! Dann kann man sich gegenseitig noch rechts und links von der Wirbelsäule klatschen oder klopfen, Wirbelsäule auslassen. Runter und rauf, sieben mal – und Schluss!

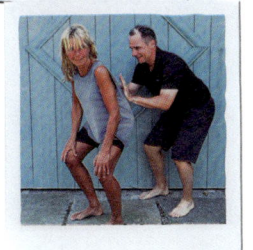

Nun kann ich Euch nur noch einen schönen Tag wünschen! Und: Nicht vergessen, diese Übungen könnt Ihr auch auf Video ansehen. **www.switchdurchfasten.com.** Mit dem Passwort: **007fastenFit.**

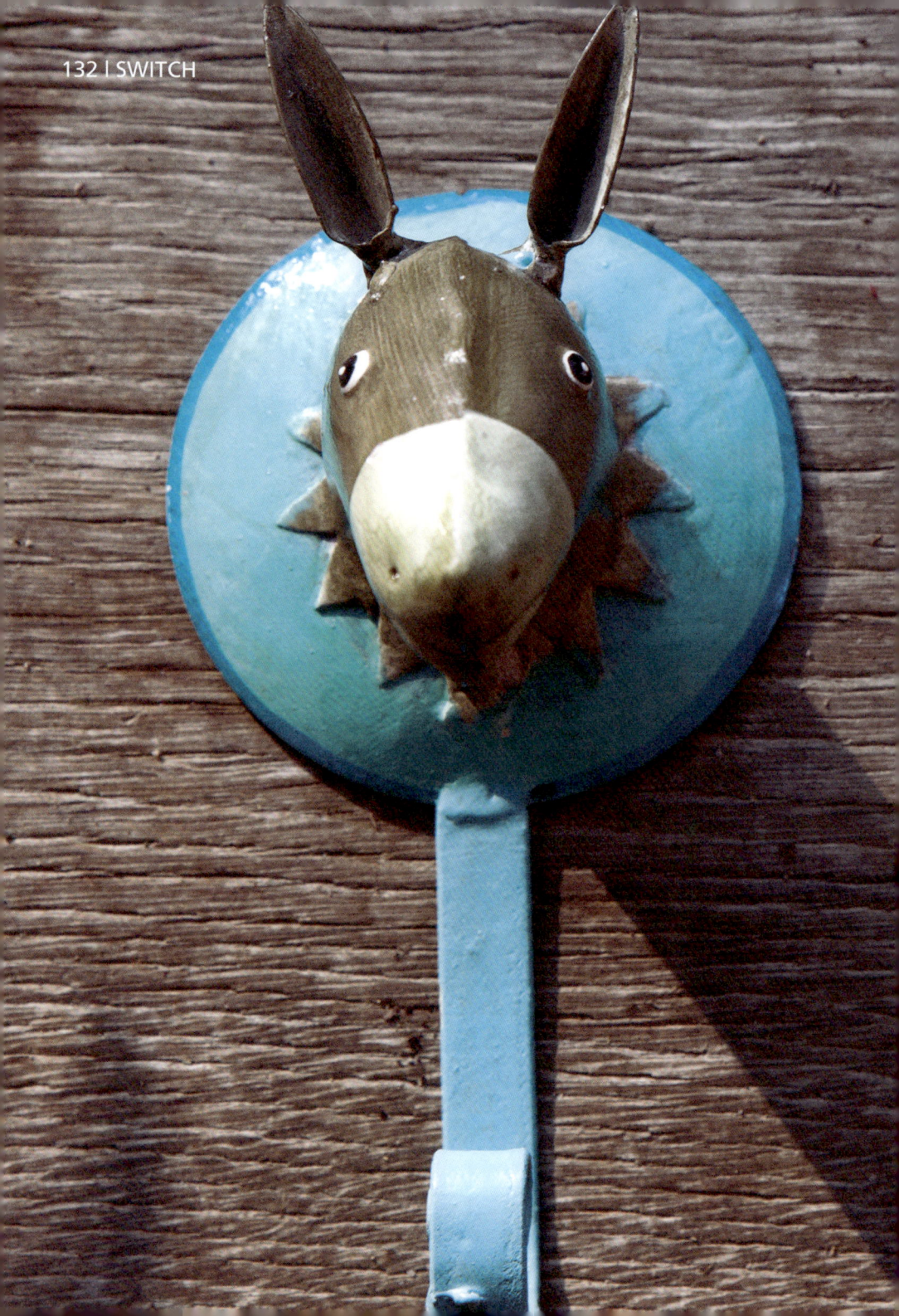

DAS SWITCH-STOFFWECHSELTIER

Ich bin ein Stoffwechseltier. Verbrenn mein Fett effektiv in der Muskulatur. Kann nüchtern einen Halbmarathon laufen oder 80 km Rad fahren. Wie wird man dazu? Indem man nüchtern Sport treibt. Ja, das ist sehr gesund. Morgens mit nüchternem Magen (klar, Wasser oder Tee darf schon drin sein) Ausdauersport treiben. Viele haben da Angst vor einer Unterzuckerung. Einfach einen Apfel oder Trockenfrüchte mit auf den Weg nehmen. Ich kombiniere den Morgen-Viertelmarathon sehr gerne mit der 16:8-Methode. Heißt, ich trainiere morgens, statt zu frühstücken. 10 bis 15 km laufen oder 80 km radfahren. Klar, das muss man langsam aufbauen.

DEIN SWITCH

Nüchtern 30 Minuten walken, laufen oder aufs Trampolin gehen, kann im Grunde jeder, mit einem Notzuckerl dabei.
Nach dem Sport darf man dann natürlich etwas essen oder einen Smoothie trinken. Diese Methode greift die Fettdepots intensiv an. Baut Muskeln auf, denn auch Krafttraining gehört zum Switch. Auch wenn man richtig fastet. In meinen Heilfastenkursen machen wir das eine ganze Woche lang.
Die Übungs-Videos für ein individuelles, funktionelles Krafttraining gibt's umsonst für Euch auf meiner Website www.switchdurchfasten.com.
Der Code ist leicht zu merken (für mich!): 007fastenFit. Bitte auch die Großschreibung beachten.

PERSONAL COACHING: www.switchdurchfasten.com

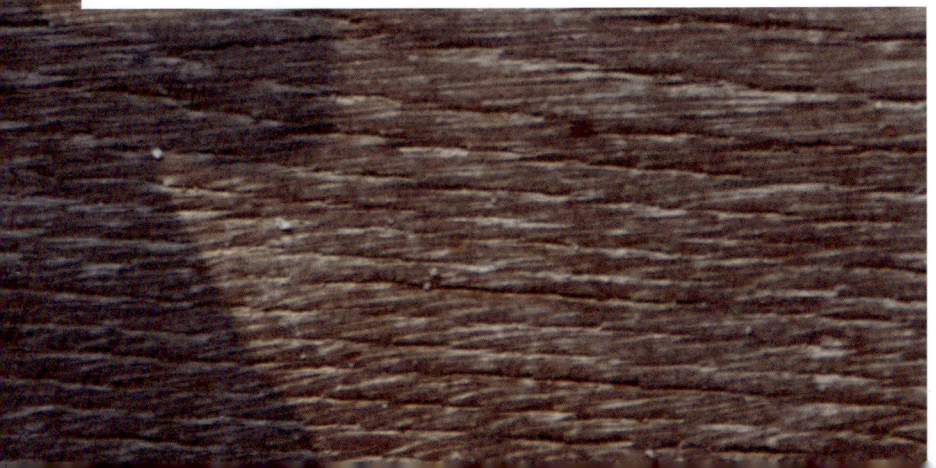

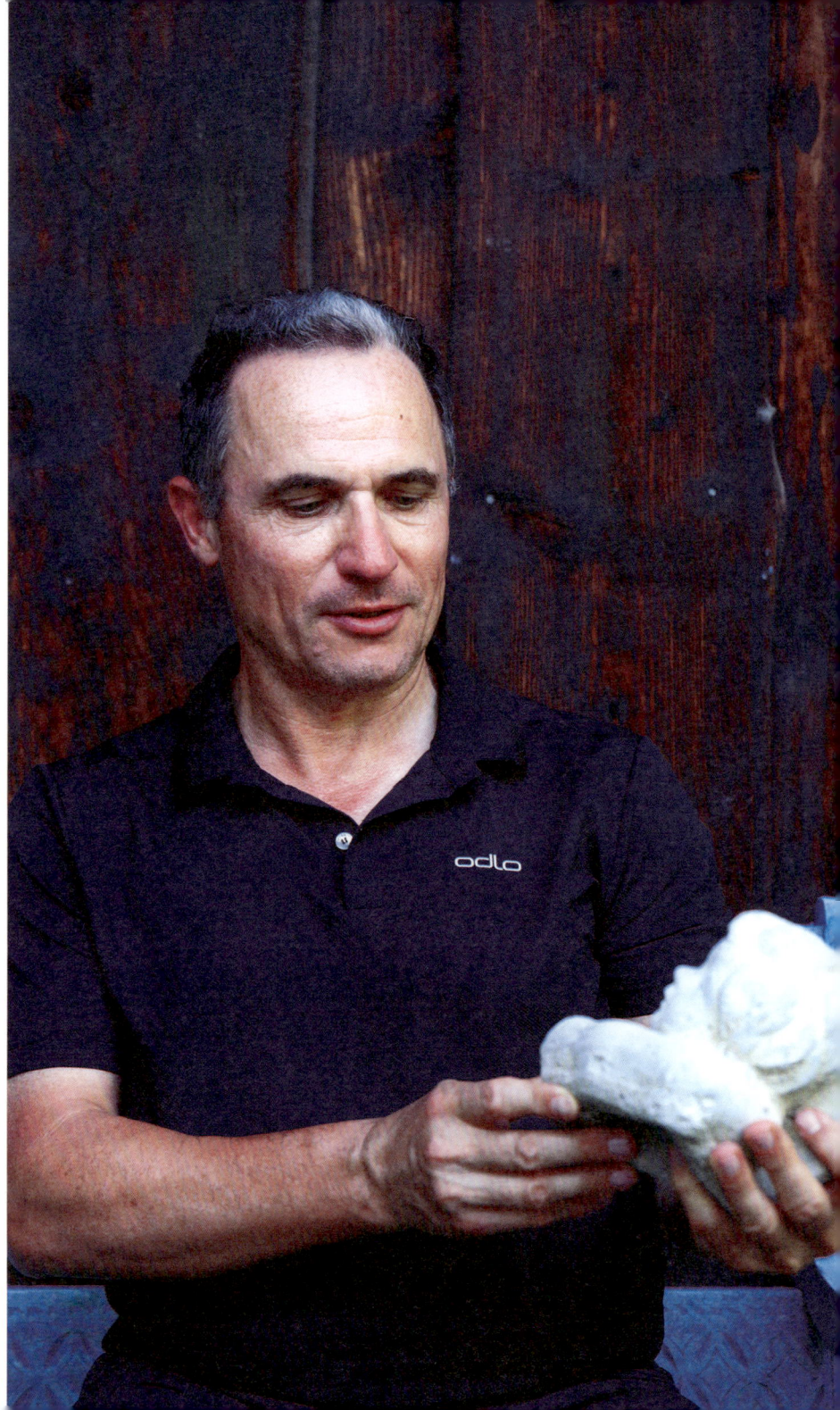

SWITCH FÜR DEN KOPF

MENTAL FASTEN & GLÜCK TANKEN

MENTALE IMPULSE:
MORGENS LÄCHELN
WUNSCHLISTE
DANKBARKEITSLISTE
GEHIRNAKROBATIK
WEG ZUM ERFOLG

MENTAL FASTEN

Wie gestaltet man eine perfekte Auszeit für das Gehirn? Man füttert es LowKa. Sprich katastrophenarm. Man gibt ihm ausreichend Flüssigkeit – gänzlich ohne Promille. Und man bewegt es auf sehr clevere Art und Weise. Wir tun mit unserem Hirn fastenderweise also kaum etwas anderes als mit unserem Körper. Fasten. Trinken. Bewegen.

Fasten wirkt sich positiv aus auf Körper, Geist und Seele. Meine wichtigsten Entscheidungen habe ich immer beim Fasten getroffen. Beruflich oder privat – egal. Man grübelt oft über eine Entscheidung und weiß nicht so recht, was man machen soll. Beim Fasten weiß man dann urplötzlich, was Sache ist. Die Lösung steigt aus dem Unterbewusstsein nach oben. Das kann man aber nicht erzwingen, das sollte man zulassen. Und dass man die Lösung dann auch mit Leichtigkeit verfolgt und umsetzt, dafür sorgt die zweite wundervolle Wirkung einer Woche Fasten-Auszeit: Man hat mehr Selbstvertrauen. Wenn man so eine Fastenwoche absolviert hat, es einem so rundum gut geht, darf man schlichtweg stolz auf sich sein.

Frag nach dem Warum, beiß auf die Bürste

Gib Dir selbst Antworten auf die Fragen: Warum sollte ich mich jeden Tag bewegen? Warum mache ich Übungen für das Gehirn? Warum soll ich mein Gewicht reduzieren? Nur weil es gesund ist, ist zu wenig. Das Warum, das einen aus der Komfortzone holt, das muss riesengroß sein. Beispiel: Ich nehme 10 Kilo ab, passe in den neuen Armani-Anzug, sehe mehr als super aus. Meine Frau verliebt sich neu in mich. Ich verdiene 30 Prozent mehr. Und – das beste: Meine Zivilisationskrankheiten-Medis fliegen alle auf den Sondermüll. Mein Doc grinst über meine Blutwerte. Also: Antworte Dir oder mir künftig nicht mehr, warum das alles nicht geht. Überleg Dir wirklich: Warum Du das schaffst? Warum Du das veränderst? Verstärken kannst Du den Willen zur Veränderung, zum Switch mit mentalen Impulsen. Der erste mentale Impuls wäre, wenn man nach dem Aufstehen in den Spiegel schaut und gleich mal lächelt. Egal wie unperfekt die Frisur, wie verschlafen die Augen, wie dumpf die Laune. Einfach 60 Sekunden lang lächeln. Auch wenn Dir gar nicht danach ist, das trotzdem überwinden. Wenn es gar nicht geht, dann nimm Deine Zahnbürste zwischen die Zähne, die bringt Deine Gesichtsmuskulatur zum Lächeln. Und das reicht, um dem Gehirn zu signalisieren: Produziere Gut-drauf-Nervenbotenstoffe. Allein das Mundwinkel-Hinaufziehen sorgt für einen reflektorischen Input im Gehirn. So lindert Botox in der Stirnfalte Depressionen.

Mentale Impulse kann man sich viele geben. Mit einem kleinen Zauber-
spruch am Spiegel, einem Wandtattoo. „Das größte Glück steckt in den
kleinsten Dingen." „Die Angst beginnt im Kopf. Der Mut auch." „Wenn
mein Körper nicht mehr kann, zieht mein Wille ihn hoch." Mit etwas, das
Dich berührt. Dir persönlich Kraft und Energie gibt.
Ich habe mich mit Mentaltraining sehr viel befasst, weil ich es selber
gebraucht habe. Das tut wirklich gut. Mit den Impulsen, die ich mir täglich
gebe, verhält es sich wie mit dem Kraft- oder Ausdauertraining: Man muss
konsequent dran bleiben, sonst zieht es einen in den alten Strudel.

Katastrophen-Fasten

Ich höre im Radio nur noch klassische Musik. Verzichte auf die Nachrichten.
Die kommen alle halbe Stunde, bringen nur Negativbotschaften. Genau
richtig für unser Katastrophengehirn. Das Gehirn speichert alles Negative
ganz leicht ab, das bringt mich im Leben aber nicht weiter. Im Gegenteil.
Wenn man dann auch noch mit Anderen über diese vielen Katastrophen
redet, verstärkt man damit die negativen Gedanken und Gefühle, und es
geht einem am Abend so richtig schlecht. Wenn ich faste oder einen Kurs
leite, gibt es absolutes Krisen-Reden-Verbot.
Das kann ich auch Dir, lieber Leser, liebe Leserin nur nahelegen. Konzentriert Euch nur auf Euch. Auch den Liebsten zu Hause kann man sagen,
dass man einmal eine Auszeit braucht.

Die Wunsch-Liste

Setz Dich abends mal in Ruhe hin und schreibe eine Wunschliste. Formuliere Wünsche in jede Richtung. Privat, beruflich, materiell. Jeder Wunsch
ist erlaubt. Minimum: 20 Wünsche. Das ist für manche gar nicht so einfach.
50 Wünsche wären ideal. Das betrifft alle Wünsche, z.B. auch dass meine
Kinder gesund bleiben. Formuliere Deinen Wunsch so, als hättest Du
ihn schon erreicht. Beispiel Gewichtswunsch. Falsch:„Ich möchte 60 Kilo
haben". Richtig: „Ich habe 60 Kilo", „Ich bin schlank", „Ich bin gesund".
Das Aufschreiben ist sehr wichtig. Und immer wieder lesen. Warum? Da
gibt es eine Harvard-Studie mit Studenten, die Jura studieren. Die Studenten, die einfach so dahinstudieren ohne konkrete Zukunftspläne, verdienen
später 200 000 Dollar. Die Studenten, die genau wissen, was sie einmal
machen wollen, verdienen dann 800 000 Dollar. Die, die sich zudem ihre

Ziele genau notieren („Ich bin ein Staranwalt", „Ich gründe eine eigene Kanzlei") verdienen ein Vielfaches.

Warum wirkt das? Wenn man seine Visionen aufschreibt, richtet man einen Wunsch ans Unterbewusstsein, und das führt einen ohne große Umwege zum Ziel. Man ist fokussiert.

Manchen fällt so eine Wunschliste richtig schwer, weil sie immer nur für andere da sind, nie auf sich selbst schauen, sich nie fragen, was für sie gut ist. Jeder Wunsch ist erlaubt. Auch Wünsche für sich selbst. Zum Beispiel dass man jetzt mehr Zeit für sich hat, dass man jetzt öfter ins Theater geht, dass man Tag für Tag glücklicher ist.

Die Dankbarkeits-Liste

Die ist für mich besonders wertvoll. Man sollte sich einmal seinen Ist-Zustand bewusst machen: Wie gut geht es mir eigentlich? Und alle positiven Aspekte aufschreiben. Für mich war die erste Dankbarkeitsliste richtig gruselig, ich wusste gar nicht was ich schreiben soll. Eine halbe Stunde später bin ich verblüfft aufgewacht und habe gesehen: Das ist der Wahnsinn, wie gut es mir eigentlich geht. Alleine in Österreich geboren zu sein, ist schon ein Sechser im Lotto. Auch wenn alle so viel jammern. Man muss lernen, mit dem zufrieden zu sein, was man hat – die Basis, sich weiter zu entwickeln. Ich empfehle: hinsetzen, aufschreiben, all das, für was man dankbar ist. Was kann das sein? Gesundheit, die eigenen Stärken, wo man beruflich bereits steht. Meine Wohnsituation. Sogar das Auto darf mit auf die Liste – aber nur dann, wenn man auch den geliebten Lebenspartner nicht vergisst. Das ist die große Dankbarkeitsliste, sie zeigt, was man in seinem Leben schon alles erreicht hat.

Dann gibt es noch die kleine Dankbarkeitsliste. Die tägliche. Die sollte auch lang werden. Auch hier: Man erinnert sich fast nur an die Tages-Katastrophen. Man denkt am Abend an all das, was schlecht war. Wir haben ein Programm im Kopf, gute Erfahrungen und Erlebnisse als selbstverständlich zu nehmen. Man ärgert sich dann lieber über Kleinigkeiten. Wer einen Switch machen möchte, der schreibt heute Abend und jeden folgenden auf, was alles gut war an diesem Tag. Dann merkt man bald, dass meistens das Gute überwiegt. Man führt sich also vor Augen, was an diesem Tag Wertvolles passiert ist, all das, für was man wirklich dankbar ist. Marions unglaublich köstlicher Karfiol-Couscous. Das Pfauenauge auf der Margerite. Das Kompliment vom Kollegen. Die gute Idee am Computer. Die halbe Walking-Stunde am Stück. Das Ich-hab-doch-glatt-16-Stunden-gefastet. Auch wenn etwas Ungutes passiert ist, kann man dankbar dafür sein, indem man es als „vergangen" ansieht und sich eine Lösung überlegt.

Man ignoriert den Fehler nicht, sieht ihn als das, was er ist: vorbei, eh nicht mehr zu ändern. Und lernt aus ihm.

Zeitungs-Fasten

Mach doch mal eine Woche Zeitungsfasten. Wir sind hoffnungslos pessimistisch. Von schlechten Fakten durchtränkt. Und die machen uns ängstlich und rauben uns Lebensfreude. Kann man ändern. Entweder man macht eine Fakten-Therapie hin zum positiven Selberdenken – und nicht jeden negativen Schwachsinn glauben. Und: Fasten. Mentalfasten. Digitalfasten und Zeitungsfasten. Wenn ich Heilfasten gehe, das tue ich jedes Jahr einmal, dann mache ich den Computer nicht an und habe auch mit meiner Frau vereinbart, dass ich das Handy für mindestens fünf Tage komplett abschalte. Es tut auch sehr, sehr gut, mal eine Zeit lang keine negativen Nachrichten zu lesen. Sprich die ganze Zeitung wegzulassen, weil Positives ist seltenst eine Nachricht wert. 2.920.103 Postboten sind heute nicht vom Hund gebissen worden. 99,99 Prozent der Flugzeuge sind in den letzten hundert Jahren gut gelandet.

Ein Buch, das mich sehr berührt hat, war „5 Dinge, die Sterbende bereuen". Das habe ich auf unserer Hochzeitsreise gelesen. Eine Australierin hat ihre Biografie und ihre Erlebnisse bei der Sterbebegleitung in diesem Buch zusammengefasst. Das Buch kann ich nur empfehlen. Ein Punkt hat mir dann sehr weh getan – und daraus habe ich gelernt. Da ging es um einen Mann, der vor lauter Arbeit seine Freunde vernachlässigt hat. Das habe ich auch getan. Diese Momente holst Du nie mehr auf. Und irgendwann, wenn Du nicht ganz schnell die Reißleine ziehst, sind die Freunde weg. Das Beste, was Du im Leben hast. Wie ich Herbert – Ihr lest von ihm das Nachwort am Schluss des Buches. Nachdem Ihr auf den folgenden Seiten nochmal aktiv wart. Das Letzte, was Ihr für Euren Switch noch braucht: ein bisschen Gehirnakrobatik.

MEINE LEBENS-LEITSÄTZE

+ Im Leben sollte man immer Träume und Wünsche haben.
+ Im Leben sollte man immer seine wichtigsten Träume und Wünsche als Ziele visualisieren und aufschreiben.
+ Im Leben sollte man immer an seine Ziele und Wünsche glauben und sie umsetzen.

GESCHEIT BEWEGEN

Auf neudeutsch heißt es Life Kinetik. Man darf aber ruhig auch Gehirnakrobatik dazu sagen. Passt wunderbar zu unserem Switch.

Die Wissenschaft hat festgestellt, dass bewegte Objekte im dreidimensionalen Raum – Jonglieren oder kluge Bewegungen verschiedener Körperteile – das Gehirn wachsen lassen. Wer beide Arme oder Beine anstrengt, fordert auch beide Gehirnhälften. Das Umschalten zwischen linker und rechter Gehirnhälfte setzt Dopamin frei, jenen Botenstoff, der unsere Lernbereitschaft und Kreativität steigert. Auch das ernten Life-Kinetiker: verbesserte Sprachleistung, Merkfähigkeit, Konzentration, Feinmotorik, Geschicklichkeit und Reaktionsfähigkeit. Auch die Seele profitiert. Man tankt Botenstoffe der guten Laune, und die Erfolgserlebnisse toppen das Selbstbewusstsein.

JONGLIEREN MIT BÄLLEN

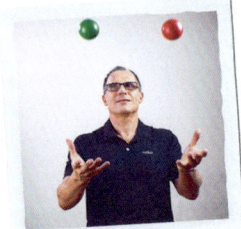

Variante 1: In jeder Hand liegt ein Ball. Beide Bälle werden gleichzeitig ca. 20 bis 30 cm hochgeworfen und mit der gleichen Hand wieder gefangen.

Variante 2: Beide Bälle werden gleichzeitig ca. 20 bis 30 cm hochgeworfen, die Arme überkreuzen und die Bälle mit überkreuzten Armen auffangen. Abwechselnd ist der rechte und linke Unterarm oben.

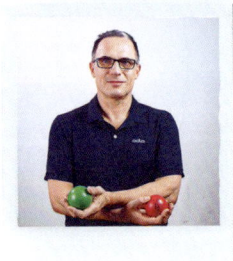

TIPP

Mit der Überkreuzbewegung erst beginnen, wenn die Bälle in der Luft sind, so dass die Bälle immer parallel fliegen und sich nicht überkreuzen.

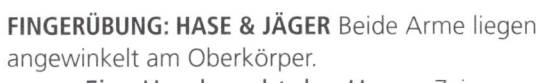

FINGERÜBUNG: HASE & JÄGER Beide Arme liegen angewinkelt am Oberkörper.

Eine Hand macht den Hasen: Zeige- und Mittelfinger zeigen in V-Form nach oben, Handrücken zeigt zum Körper.
Die andere Hand macht den Jäger: Zeigefinger ausgestreckt nach vorne, Daumen hoch.
Nun schnell wechseln zwischen Hase und Jäger.

FINGERÜBUNG: DICK & DOOF An der linken Hand den Daumen hochrecken, an der rechten Hand den kleinen Finger ausstrecken. Schneller Wechsel zwischen den Händen. Ja, ich weiß, das ist nicht leicht.
Variante: Das kann man beliebig mit allen Fingern machen, es sollten rechts und links unterschiedliche Finger sein.

KOORDINATION MIT JONGLIERTUCH

Variante 1: Wir stehen gerade, in einer Hand das Tuch. Jetzt das Tuch auf und ab bewegen, gleichzeitig das gegenüberliegende Bein nach vorne und hinten schwingen. Seitenwechsel.

Variante 2: Wir stehen gerade, in einer Hand das Tuch. Jetzt das Tuch in einer Kreisbewegung vor dem Körper führen, gleichzeitig das gegenüberliegende Bein nach vorne und hinten schwingen. Seitenwechsel.

Variante 3: Wir stehen gerade, in einer Hand das Tuch. Jetzt das Tuch in einer Kreisbewegung vor dem Körper führen, gleichzeitig beschreibt das gegenüberliegende Bein einen Kreis. Seitenwechsel.

Variante 4: Wir stehen gerade, in einer Hand das Tuch. Jetzt das Tuch in einer Achterschleife vor dem Körper führen, gleichzeitig das gegenüberliegende Bein nach vorne und hinten schwingen oder einen Kreis beschreiben. Seitenwechsel.

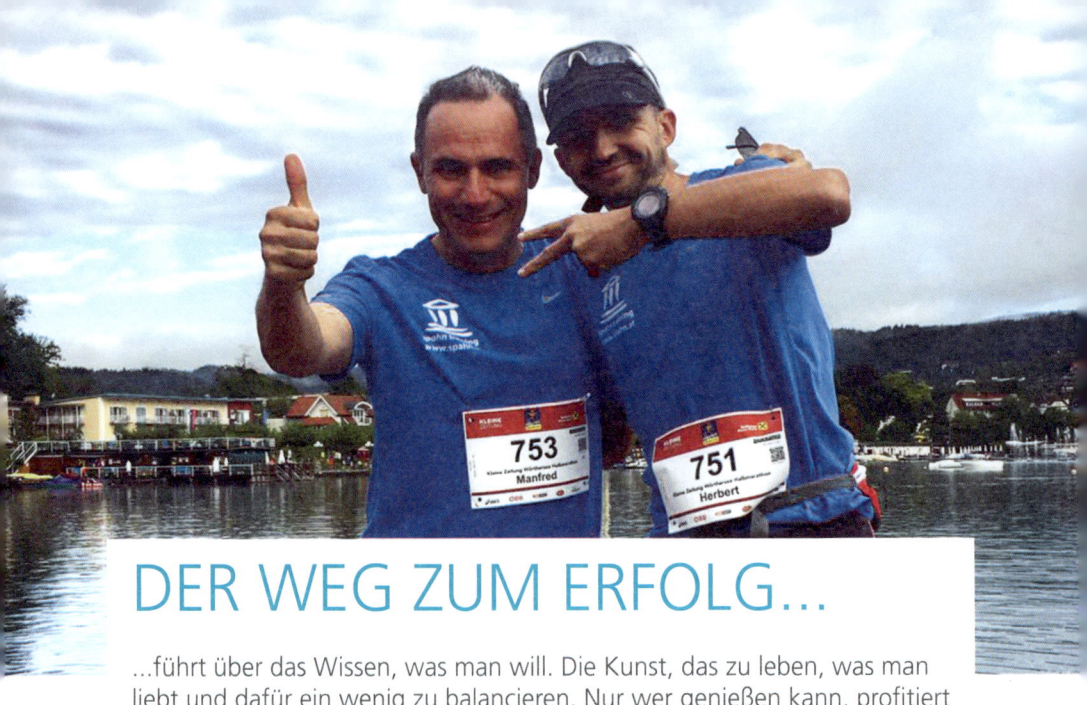

DER WEG ZUM ERFOLG...

...führt über das Wissen, was man will. Die Kunst, das zu leben, was man liebt und dafür ein wenig zu balancieren. Nur wer genießen kann, profitiert vom Fasten. Und der Zugkraft einer Vision.

Ein Beitrag von Herbert Scheipl, Mentaltrainer

Kann auch ich es schaffen, meine persönlichen Grenzen immer weiter nach oben zu schrauben? Immer größere Ziele erreichen – und dabei auch noch glücklich und zufrieden sein? Ja. Das kann man lernen von Menschen, die das leben. Und Manfred lebt das vor. In seiner Arbeit als Personal Trainer und Fastenleiter gehört gerade das zu seinen ganz großen Stärken: Zielstrebigkeit, Ehrlichkeit, Menschlichkeit, Authentizität! Und da darf man ruhig auch menschliche Schwächen zeigen.
November 2 000. Eine Gruppe von 11 Schülern lümmelt am 21. Tag der einjährigen Willi-Dungl-Biotrainerausbildung in der Eingangshalle des Hotels in Gars am Kamp. Die Eingangstüre des Hotels spuckt einen Typ aus – um die dreißig, Lederjacke, fette Uhr am Handgelenk, direkt an die Rezeption. Wir lauschen. Er war Croupier. Möchte in die Gesundheitsbranche wechseln. Habe gehört, das hier sei die optimale Ausbildung. Er wäre ja jetzt da und wolle mitmachen. Habe aber gerade keine Zeit, weil er im Kloster Pernegg heilfaste, er würde dann aber in ein paar Tagen kommen... Wir, die wir teils Jahre auf diesen Ausbildungsplatz gewartet haben, spitzten die Ohren.
Ein paar Tage später saß er direkt hinter mir in unserer Klasse. Vorgestellt hat er sich nicht. Nach der ersten Frage merkten wir: es spricht. Im

Dominoeffekt. Der Frage nach seinem Namen folgte eine 20 Minuten andauernde Zeitraffer-Reise durch 33 Jahre Manfred Spahn. Ich musste damals schon zugeben: Da spricht echte Lebenserfahrung mit spannenden Stationen und Häutungen. Bevor der Unterricht begann, wussten wir: Manfred schmiss seinen guten Job als Ingenieur, schwor sich, nie mehr in seinem Leben auch nur eine Glühbirne selber irgendwo rein oder raus zu schrauben. Wir erfuhren, dass er mehr als drei Packungen Zigaretten geraucht und 25 Kilo Übergewicht hatte, dass er die letzten Jahre abwechselnd als Croupier und dann als Kunde mehr oder weniger im Casino wohnte und dass er jede Würstelbude von Wien an der Wurst inklusive scharfem Senf am Geschmack erkennt. Nun sollte das Heilfasten sein Leben umkrempeln. Gesund und sportlich wolle er dann nach der Dungl-Ausbildung neu durchstarten als Personal Trainer der Stars in Wien. Wir spitzten die Ohren. Selbst vernünftig und solide, zog es mich schon immer zu Menschen die wirklich lebten, die das umsetzten, was sich meinem Horizont damals noch nicht erschloss. Manfred faszinierte mich, wie er ohne Rücksicht auf Verluste so war, wie er eben war, und das machte, was er wollte, und auch jedem sagte, was er vorhabe, einmal – oder manchmal auch zehnmal. Hier ein paar kurze Anekdoten aus unserer gemeinsamen Ausbildungszeit.

Manfred weiß, was er will

Er sagt, was er denkt und zwar mit gut verständlichen und klaren Worten. Eine ihn nervende, weil ständig strickende Kurskollegin warnt er davor, dass Stricken das Herzinfarktrisiko erhöhe, stärker als regelmäßiges Biertrinken. Seiner Freundin hilft er, eine Waschmaschine einzukaufen, weil er auf Nummer sicher gehen wollte, dass die „geräuschärmste Variante einzieht, die je gebaut worden ist". Genauso klare Worte fand er auch, wenn es um seine Zukunftsvisionen ging, vor allem wenn jemand etwas sagte, was seine Ziele in Gefahr bringen konnte. Als uns ein Ausbilder zum wiederholten Male darauf hinwies, dass wir uns im Gesundheitssektor in einer zwar schönen, aber (was die wirtschaftlichen Aspekte angeht) eher schwierigen Branche befänden, sagte Manfred zu ihm: „Wenn ich einmal Ihr Wissen habe, verdiene ich damit Millionen."

Manfred lebt, was er liebt

Ja, Manfred ist ein Lebemensch. Das Thema „Gutes Essen" gehört zu den ganz großen Highlights in seinem Leben. Ich finde: Nur ein Genießer kann ein guter Fastenleiter sein. Als wir im Anatomieunterricht Versuchsobjekte vom Fleischhauer bei uns im Klassenzimmer zerlegt hatten, fragte uns unser Ausbilder Dr. Zauner zum Spaß, ob jemand die Leber wolle, die wäre noch gut. In diesem Moment sah ich zum ersten Mal dieses Funkeln in Manfreds Augen. Eine Kurskollegin hat er so lange bekniet, bis sie ihm die Leber zubereitete.

Manfred und seine Vision

Nach der Ausbildung fingen Manfred und ich an, bei unserem gemeinsamen Idol Prof. Willi Dungl zu arbeiten. Manfred hatte aber sein Ziel vor Augen, so schnell wie möglich in der Selbständigkeit Fuß zu fassen – und ging tatsächlich nach ein paar Monaten zurück nach Wien. Er war der einzige, der eine so klare Vision hatte, die zu erreichen ihm aber so gut wie keiner zutraute.
Zu früh für die Selbständigkeit, fanden wir alle. Aber wie immer ließ Manfred sich nicht abbringen und tat es einfach, denn er vertraute darauf, dass er das, was ihm noch fehlte, unterwegs auf dem Weg zu seinen Zielen lernen würde. Heute wissen wir alle, wie recht er hatte, einfach nur weil es seine ganz persönliche Wahrheit war, die sich durch seine 100prozentige Überzeugung erfüllt. Manfred ist mit seinen zielstrebigen Lebensvisionen mit dafür verantwortlich, dass ich begonnen habe, mich neben meinem Job als Therapeut dem Mentaltraining und der Persönlichkeitsentwicklung zu widmen.
Nach dem Motto: Stell dich nicht so an, glaub an Dich und tu es einfach. Geh Deinen Weg, lebe Deinen Traum – freilich ohne jemand anderem dadurch zu schaden.

AUS HERBERTS WERKZEUGKISTE

Heute weiß ich, Erfolg und Zufriedenheit sind erlernbar. Hier ein kleiner Auszug aus der Werkzeugkiste für den Weg zu Deinem ganz persönlichen Ziel und Deiner vielleicht ganz großen Vision!

FINDE DEIN GROSSES DING Finde ein Ziel, für das Du brennst. Das Dich immer wieder weitermachen lässt. Der Gedanke an das Ziel muss immer größer sein als die Gedanken über mögliche Hindernisse. Wenn das „Warum" groß genug ist, gibt es immer ein „Wie".

HABE EIN FLEXIBLES SELBSTBILD Wenn Du etwas noch nicht kannst, hast Du immer noch die Möglichkeit, es zu lernen. Gib niemals anderen Menschen oder einer Situation die Schuld, wenn etwas nicht funktioniert. Denn in Wahrheit sind Dein Tun oder Deine Denkweise einfach noch nicht so weit. Aber das kannst Du jederzeit verändern. So befreist Du Dich aus der Fremdbestimmung in die Selbstverantwortung.

LEGE DIR EINE LECK-MICH-AM-A...- ich-mach-es-trotzdem-Mentalität zu! Auf dem Weg zu den ganz großen Zielen gibt es immer Hürden, die mal höher, mal niedriger sind. Und es wird Menschen geben, die Dir sagen, warum etwas nicht geht. Aber das interessiert Dich nicht. Denn Du bist der Meinung: Leck mich am Ärmel, ich mach´s trotzdem!

HÖRE AUF, ES JEDEM RECHT MACHEN ZU WOLLEN Wenn Du den Glaubenssatz abgespeichert hast, dass Du nur ein guter und liebenswerter Mensch bist, wenn Du es schaffst, jeden Menschen in Deiner Umgebung zufriedenzustellen, wirst Du immer wieder an Deinen Zielen scheitern. Gehe Deinen Weg, ohne jemand anderem böswillig zu schaden. Aber Du wirst es niemals schaffen, jedem zu gefallen oder es jedem recht zu machen. Everybody´s Darling is Everybody´s Depp.

HABE KEINE ANGST VOR DER ANGST Lass Dich auf dem Weg zu Deinen Zielen nicht zu emotional von der Angst steuern. Warte auch nicht darauf, dass die Angst verschwindet. Die Angst wird auf dem Weg zu den wirklich großen Zielen immer Dein Begleiter sein. Aber aufhalten kann sie Dich nur, wenn Du es zulässt. Denn Mut ist nicht die Abwesenheit von Angst, sondern Mut ist, trotz Angst zu handeln.

UND VOR ALLEM: GEH LOS Der erste Schritt ist ein ganz entscheidender. Denn ab diesem Zeitpunkt hast Du schon mehr geschafft als alle Anderen, die nur darüber reden, was sie vielleicht irgendwann machen möchten. Du bist bereits im Tun. Umso weniger Rückkehrmöglichkeiten Du Dir jetzt offengelassen hast, umso sicherer und schneller wirst Du Dein Ziel erreichen. Denn wer einmal ins Wasser gesprungen ist, für den ist plötzlich nicht mehr das Wasser das Problem. Ein Problem tritt nämlich ab jetzt nur mehr auf, wenn Du aufhörst zu schwimmen.

In diesem Sinne: Euch allen viel Erfolg mit Manfred!

Euer Herbert Scheipl

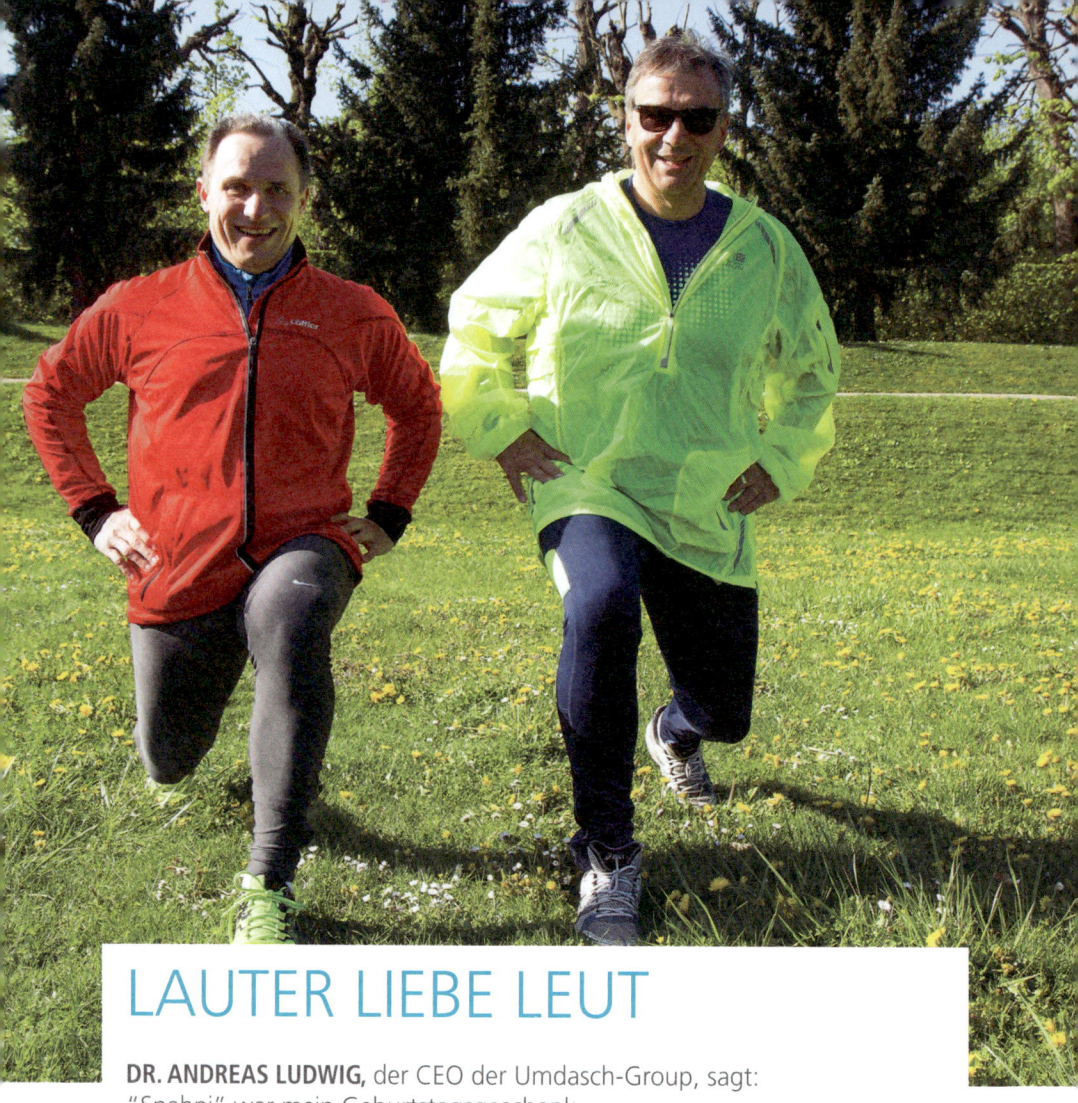

LAUTER LIEBE LEUT

DR. ANDREAS LUDWIG, der CEO der Umdasch-Group, sagt:
"Spahni" war mein Geburtstagsgeschenk.

„Zu meinem 50. Geburtstag schenkte mir ein guter Freund ein Jahr
Manfred als Personal Trainer. Das ist jetzt fast 10 Jahre her, und ich trainiere
immer noch mit Manfred. Er weiß auch genau, welche wertvollen Rücken-
übungen ich nicht machen will und dass mir der Ausfallschritt gar nicht
liegt. Aber er ist auch ein Freund geworden, wir plaudern gerne und viel,
während wir trainieren, und damit vergeht die Zeit im Flug. Außerdem hat
Manfred in den letzten Jahren als neue Dimension auch die richtige Ernährung in sein Programm eingebaut und mich sanft darauf vorbereitet, dass
Training alleine nicht des Rätsels Lösung ist. So habe ich jetzt gute 10 Kilo

weniger als zum Start meines Trainingsprogramms und fühle mich wesentlich besser und fitter als je zuvor. Sein neuestes Ziel ist, mich auf einen Halbmarathon vorzubereiten, und obwohl ich mir nicht sicher bin, ob ich das wirklich will, gibt Manfred nie auf. Früher oder später werden wir auch dieses Ziel erreichen, wenn nicht zum 60er, dann spätestens zum 70er."

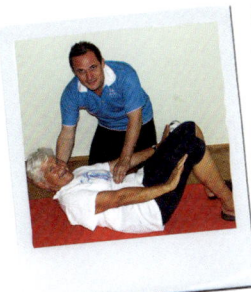

FRIEDERIKE MATSCHINGER (Fritzi Matschinger), Personalchefin und Prokuristin des Hotel Imperial i.R., erzählt im zarten Alter von 95 Jahren, sie sei seit ihrem 80. Lebensjahr ein echter Manfred-Fan. Am 25.11.2011, schreibt sie an die UNIQA-Versicherung:

„Schneller als ich dachte, kommt mir mein Neunziger entgegen, und deshalb möchte ich mich schon jetzt ganz bewusst darauf besinnen, was meine geistige und körperliche Fitness bis zum heutigen Tag ausgemacht hat. Es ist mir ein aufrichtiges Bedürfnis, Ihnen Dank und Lob auszusprechen, dass die UNIQA-Versicherung berufene VitalCoaches wie einen Manfred Spahn zur Verfügung stellt. Seit 2004 mache ich jährlich vom Angebot des VitalCoaches Gebrauch. Schon damals habe ich meinen Dank und meine Anerkennung – vor allem für das persönliche Engagement eines Manfred Spahn – zum Ausdruck gebracht. Diese Tatsache hat sich in den vergangenen Jahren noch gesteigert. Es war speziell in den letzten zwei Jahren für ihn nicht leicht. Hüftoperation nach einem unverschuldeten Sturz – Sehnenriss – OP Sehnentransplantation – 6 Wochen Ganzkörper-Gipskorsett – dann 6 Wochen im Krankenhaus – mühsamer Wiederaufbau. Wieder war es Herr Spahn, der mir geholfen hat, an meiner Fitness zu arbeiten und vor allem in meinem Alter auch noch daran zu glauben. Er hat mich auch in diesen schweren Wochen im Krankenhaus wiederholt besucht und mir mit schrittweise zulässigen kleinen Übungen Hoffnung gebracht.
Mein Erfolg ist seine berufliche Hingabe: Ich gehe zu Hause bereits ohne Krücke, ich drehe mit den Nordic-Walking-Stöcken täglich (vor Jahren von ihm sachgemäß anzuwenden erlernt) einstündige Runden an der Donau. Ich fahre völlig sicher mit meinem Auto (im Übrigen seit 55 Jahren unfallfrei). Ich benütze bereits wieder die mir von Herrn Spahn vor Jahren empfohlenen und installierten Geräte zu Hause: Fahrrad, Balance-Scheibe, Reck, Gymnastikstab, Thera-Band und Smoveys.
Sicher ist mein beruflicher und sportlicher Lebensweg ein guter Grundstein für meine körperliche und geistige Fitness und mit entscheidend. Vor allem Manfred Spahns idealistischen Einsatz möchte ich nochmals unterstreichen – er ist einmalig!"

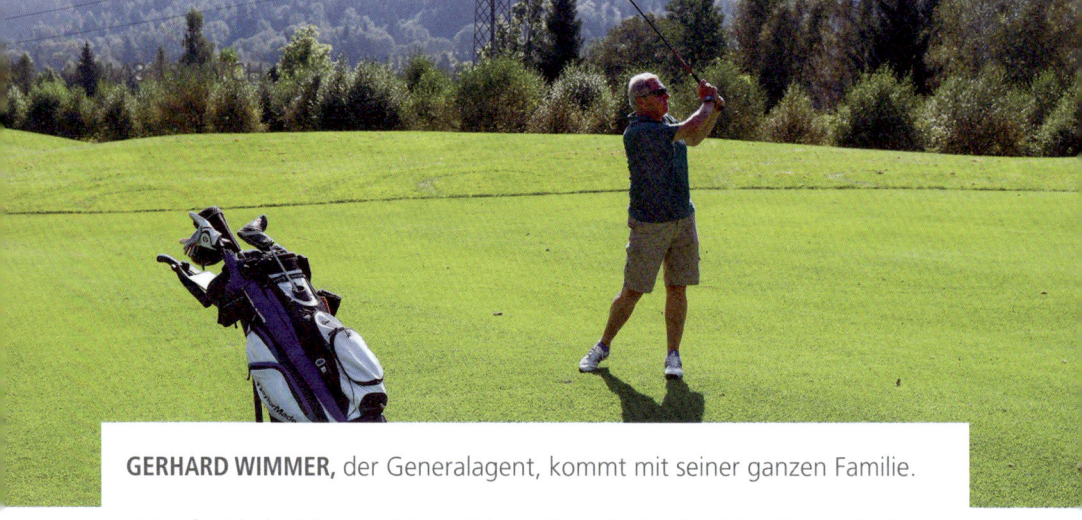

GERHARD WIMMER, der Generalagent, kommt mit seiner ganzen Familie.

„Manfred habe ich vor einigen Jahren über die betriebliche Gesundheits-vorsorge von UNIQA als VitalCoach kennengelernt. Aufgrund seiner fach-lichen Kompetenz und sympathischen Art bei den Vorträgen begann ich sehr bald, auch privat bei ihm Stunden zu buchen. Auch meine Frau und meine beiden Töchter erhielten ein jeweils auf sie abgestimmtes Trainings-programm, das sehr gerne angenommen wurde. Manfred bildete sich im Laufe der Jahre bezüglich Ernährung und Fasten weiter, sodass ich mich mit einem guten Freund einer Basenfastenwoche in der Ramsau anschloss. Die Woche verlief aufgrund der sympathisch zusammengestellten Gruppe und der fröhlichen und lockeren Art unseres Coaches sehr kurzweilig. Wir beschlossen, nun auch unsere Ehefrauen zu animieren, und besuchten auch im nächsten Jahr einen Kurs zum Basenfasten, und auch diese Woche verlief wieder sehr sportlich, aktiv und harmonisch. Wir machen weiter."

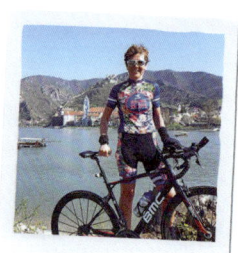

IRMGARD QUERFELD betreibt in Wien einige alt eingeses-sene traditionelle Restaurants und Caféhäuser, z.B. Café Museum, Café Landtmann, Café-Restaurant Residenz in Schönbrunn, Café Mozart. In ihrer Freizeit trainiert sie für den Ironman, eine Disziplin, bei der man 3,86 km schwimmt, 180 km Rad fährt und anschließend noch einen Marathon mit 42,195 km läuft. Hier ihr Feedback:

„Ich habe mich auf den Triathlon Ironman Kärnten vorbereitet. Mein Ausdauertraining bestand aus vielen Stunden laufen, radeln und schwimmen. Immer wieder zwickte etwas, und Überlastungserscheinungen wie Achillessehnen-, Schulter- oder Rücken-schmerzen trübten den Spaß am Sport. Es war mein Glück, dass mich ein guter Freund zu Manfred Spahn vermittelte. Manfred wusste ganz genau, was ich brauchte, und motivierte mich mit: …und jetzt noch 3 Schöne!

Damit meinte er genau die 3 wertvollen Wiederholungen, die ich ohne ihn nicht mehr gemacht hätte. Der Körper ist schlau, merkt sich die Belastungsgrenze und baut darauf auf. Mit Manfreds zielgerichtetem Kraft- und Stabilisationstraining bekam ich viel mehr Körperspannung, und alle Wehwehchen nach langen Einheiten sind mir erspart geblieben. Unvergesslich bleibt für mich, dass Manfred sich spontan dazu entschlossen hat, am Tag des Wettkampfes mein Betreuer zu sein. Wir waren beide sooo stolz, als ich locker flockig nach 12h 35 durchs Ziel gelaufen bin. Außerdem ist jede Trainingsstunde mit ihm eine persönliche Bereicherung, weil er wunderbar kommunikativ und liebenswert ist."

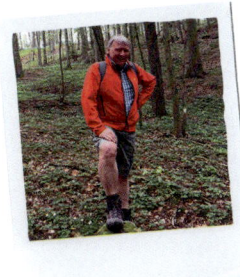

ERNST GLATZL, Pilot bei Austrian Airlines, erzählt von seinem Fastenerlebnis mit Manfred Spahn.

„Vor 30 Jahren war ich ein Leichtgewicht mit ca. 60 kg Körpergewicht. Im Laufe der Jahre habe ich Kilogramm für Kilogramm Körperfülle angesammelt. Als Musiker und Pilot habe ich einfach nicht auf mein Gewicht geachtet. Irgendwann war es dann soweit, ich hatte eine gewisse Alarmgrenze (98 kg) erreicht, die ich nicht mehr überschreiten wollte. Zu diesem Zeitpunkt habe ich mich für ein „Notprogramm" entschieden, ich musste etwas gegen meinen unerwünschten Zustand unternehmen. Meine Frau Petra lenkte meine Aufmerksamkeit auf das Kloster Pernegg, wo eine Woche Fasten mit Wandern und Life Kinetik angeboten wurde. Ich hatte keine Ahnung, dass es sich dabei um Heilfasten handelte. Wie auch immer, online gebucht und ab in das Ungewisse mit Trainer Manfred Spahn. Nach dem Check-In und ersten Erläuterungen von Manfred wurde mir erst klar, womit ich es zu tun hatte. Aber ich dachte, OK, Augen zu und durch. Ich habe es nicht bereut, es war wirklich toll. Nach einer Woche war ich 6 kg leichter und ein neuer Mensch, der seine Socken ohne umzufallen im Stehen anziehen konnte. Ich war wie neu geboren. Das nicht nur körperlich, sondern auch im Kopf! Danach habe ich durch gesündere und bewusstere Ernährung und ausgedehnte Wanderungen durch die Weingärten in unserer Umgebung weitere 14 kg abgenommen und konnte mein Idealgewicht von 78 kg bis heute halten. Das Ein- und Aussteigen im Segelflugzeug ist nunmehr keine Plage mehr. Die Schweißattacken bei Bühnenauftritten sind verschwunden. Die Garderobe (auch die Floguniform) von vor 15 Jahren passt mir wieder. Manfred und ich sind mittlerweile „Freunde im gleichen Universum", soll heißen, wir verstehen uns wirklich gut. Manfred war mein Retter in letzter Not, vielen Dank dafür!"

MEIN
SWITCH
TAGEBUCH

SCHREIB DICH
GLÜCKLICH

NOTIEREN, WIE ES
EINEM GEHT. FÜR WAS
MAN DANKBAR IST,
WAS MAN NOCH
ERREICHEN MÖCHTE.

1. TAG

Mein Schlaf ....

Meine Energie ....

Mein Schrittpensum ....

Was habe ich heute erreicht?

....

....

....

Meine Ziele für diese Woche?

....

....

....

Für was bin ich heute dankbar?

....

....

....

....

....

....

Was wäre für mich ein erstrebenswerter Lebens-Switch?

....

....

2. TAG

Mein Schlaf ....

Meine Energie ....

Mein Schrittpensum ....

Was habe ich heute erreicht?

....

....

....

Meine Ziele für diese Woche?

....

....

....

Für was bin ich heute dankbar?

....

....

....

....

....

Was wäre für mich ein erstrebenswerter Lebens-Switch?

....

....

3. TAG

Mein Schlaf ....

Meine Energie ....

Mein Schrittpensum ....

Was habe ich heute erreicht?

....

....

....

Meine Ziele für diese Woche?

....

....

....

Für was bin ich heute dankbar?

....

....

....

....

....

Was wäre für mich ein erstrebenswerter Lebens-Switch?

....

....

4. TAG

Mein Schlaf ....

Meine Energie ....

Mein Schrittpensum ....

Was habe ich heute erreicht?

....

....

....

Meine Ziele für diese Woche?

....

....

....

Für was bin ich heute dankbar?

....

....

....

....

....

....

Was wäre für mich ein erstrebenswerter Lebens-Switch?

....

....

5. TAG

Mein Schlaf ....

Meine Energie ....

Mein Schrittpensum ....

Was habe ich heute erreicht?

....

....

....

Meine Ziele für diese Woche?

....

....

....

Für was bin ich heute dankbar?

....

....

....

....

....

Was wäre für mich ein erstrebenswerter Lebens-Switch?

....

....

6. TAG

Mein Schlaf ....

Meine Energie ....

Mein Schrittpensum ....

Was habe ich heute erreicht?

....

....

....

Meine Ziele für diese Woche?

....

....

....

Für was bin ich heute dankbar?

....

....

....

....

....

Was wäre für mich ein erstrebenswerter Lebens-Switch?

....

....

7. TAG

Mein Schlaf ....

Meine Energie ....

Mein Schrittpensum ....

Was habe ich heute erreicht?

....

....

....

Meine Ziele für diese Woche?

....

....

....

Für was bin ich heute dankbar?

....

....

....

....

....

Was wäre für mich ein erstrebenswerter Lebens-Switch?

....

....

ADRESSEN & IMPRESSUM

Manfred Spahn
Fastenseminare, Motivations- und Bewegungsseminare,
Personal Training, Ernährungsberatung, Vorträge
Hier erreicht man mich im World Wide Web
www.switchdurchfasten.com
www.manfredspahn.com
Facebook Manfred Spahn
Wer mir eine E-Mail schreiben will: **info@spahn.at**

Marion Grillparzer
www.mariongrillparzer.de, E-Mail: coaching@mariongrillparzer.de

IMPRESSUM

2019 Fidolino GmbH
Iltisstraße 25
81827 München
ISBN 978-3-944340-24-1
2. Auflage 2019
Autor: Manfred Spahn
Herausgeberin: Marion Grillparzer
Projektleitung und Fotos:
Marion Grillparzer, alle, außer die Privatfotos: Seite 19, 58/59, 142, 148, 149. Und: Seite 140/141 Roman Walters, Seite 147 UNIQA Österreich Versicherungen AG, Seite 146 Richard Tanzer, Seite 148 Claudia Rohrauer.
Rezepte: Susann Kreihe
Grafische Gestaltung:
Michelle Childs & Gundi Hermes
(Layout und Umschlag)

Druck & Bindung: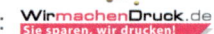

HINWEIS

Die Ratschläge in diesem Buch wurden mit großer Sorgfalt von Autor und Verlag erarbeitet und geprüft. Eine Garantie kann jedoch nicht übernommen werden. Ebenso ist eine Haftung des Autors bzw. des Verlags und seiner Beauftragten für Personen-, Sach- oder Vermögensschäden ausgeschlossen. Wichtig: Erkrankungen mit ernstem Hintergrund gehören selbstverständlich in ärztliche Behandlung! Unter keinen Umständen kann und will das Buch fachärztlichen Rat ersetzen.

DANK

Mein Dank geht an Marion. Ohne sie gäbe es dieses Buch gar nicht. Dank ihrer Professionalität, Originalität und Herzenswärme ist mein Lebenstraum in Erfüllung gegangen. Herbert Scheipl, meinem besten Freund und Lebensbegleiter danke ich für Vieles – und für seinen Beitrag „Der Weg zum Erfolg".
Pater Sebastian danke ich für seine Freundschaft, seine Begleitung bei meinem Switch und seine spirituellen Impulse. Und für das Interview in diesem Buch.
Klaus Rebernig, danke, dass er mich nach Pernegg berufen hat, wo ich meiner Lebensaufgabe als Fastenleiter nachgehen kann.
UNIQA Österreich Versicherungen AG sage ich vielen Dank für das mir entgegengebrachte Vertrauen und die Unterstützung zur Umsetzung dieses Buches.
Und ich danke natürlich meiner Frau Doris, die einfach immer für mich da ist – auch Seite für Seite mit diesem Buch.

ZU BESTELLEN IM GLYX-SHOP

Der Glyx-Shop Fidolino.com liefert das, was Marion Grillparzer gut empfehlen kann. Das original **Fatburner-Trampolin** mit Federn für das tägliche Workout, oder für alle, die lieber mit einem schwungvolleren Bändertrampolin trainieren, das neue **Minitrampolin Glyx-fit.** Beide gibt's zugeschnitten auf das Gewicht. Das passt zum Training: **X-Co-Hanteln, Powerleggs, Analyse-Waage.**
Auch im Sortiment: Küchenhelfer wie der **Bianco,** ein Powermixer für cremige Smoothies, der **Spirelli** für Gemüsenudeln. Und Dinge, die einfach gut tun wie das **Trockenbürsten-Set** mit Kupferborsten und der **Love Tuner:** eine kleine Healington-Flöte, die der Arzt und Philosoph Deepak Chopra all jenen empfiehlt, die keine Zeit zum Meditieren haben. 5–10 Mal tieeeef ausflöten, und über den Atem wird der Parasympathikus aktiviert, die Lungenkapazität vergrößert und unser Nervensystem beruhigt.
Es gibt ein **Glyx-Schoko-Set** und ein gutes pflanzliches Proteinkonzentrat „Meine Eiweißformel 7": Erbsen-Eiweißpulver (fast) ohne Kohlenhydrate mit hoher biologischer Wertigkeit und niedrigem Glyx, mit L-Carnitin. Hilft, den täglichen Eiweißbedarf zu decken, auch vegan.
Auch im **Sortiment:** Analysewaage, Basenbad, Bittertrunk, Bücher, E-Books.

Bestellen und informieren unter: www.fidolino.com
Telefon: 0049-(0)89-40 26 81 35 E-Mail: info@fidolino.com